職場における メンタルヘルスと心身医療

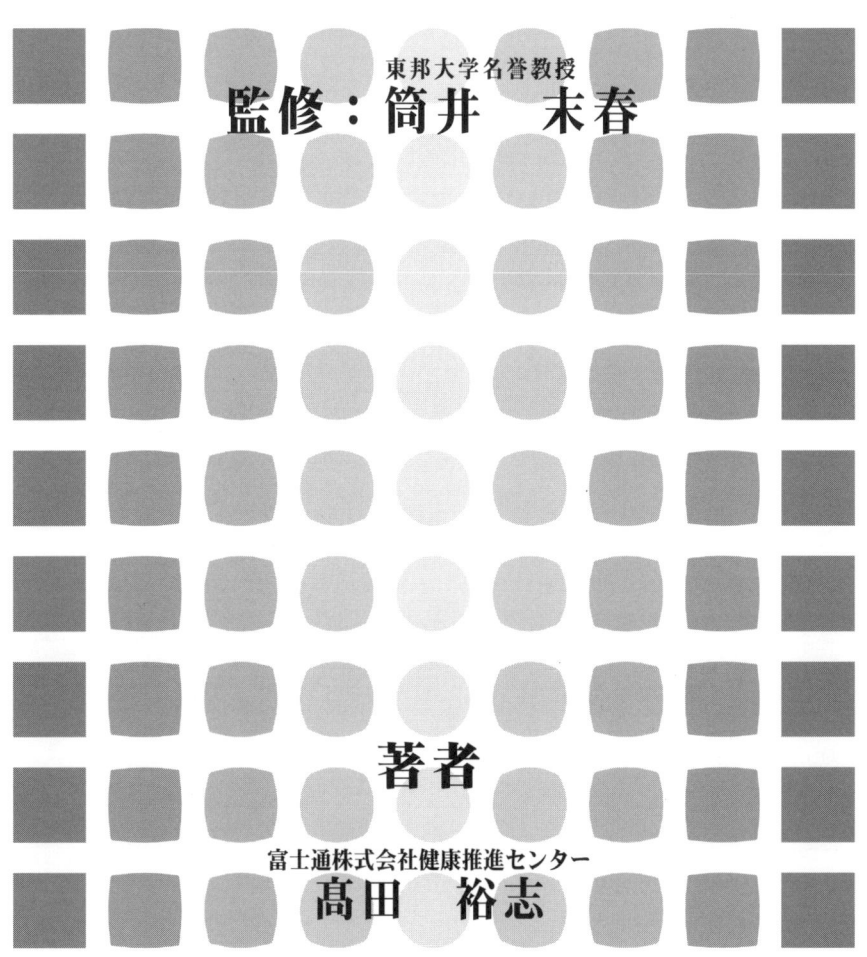

東邦大学名誉教授
監修：筒井　末春

著者

富士通株式会社健康推進センター
髙田　裕志

株式会社 新興医学出版社

序　　文

　このたび「職場におけるメンタルヘルスと心身医療」というテーマで，富士通株式会社健康推進センターの高田裕志先生が新書を出版する運びとなった。
　先生は浜松医科大学卒業後，医師としてスタートしその後，小生が主宰していた東邦大学心療内科を志望され，心身医学の臨床を十分学び実践したのち，富士通健康推進センターに就職し産業医としての道を今日まで歩んでいる。
　豊富な心身医学領域での経験を生かしながら，職場におけるメンタルヘルスの実践を行うには最適の医師として位置づけてよい先生が，今回，その分野を網羅した著書を出版されたことは，まさに御同慶の至りといえる。
　本書は3つのパートから構成され，第1章では職場を取り巻くストレス要因とストレス関連健康障害について記述され，ストレス関連健康障害の項目ではとくに心身症について重要なものが解説されている。
　第2章では職場におけるメンタルヘルスケアとツールについて，平成12年に施行された「事業場における労働者の心の健康づくりのための指針」にもとづき，メンタルヘルス推進に関する具体的な内容が盛り込まれている。
　本章では心の健康を考えるツールとしてセルフケアに役立つシステムが紹介されていて，職業性ストレス簡易版調査票や仕事のストレス判定図にもとづいてストレスとくにメンタルストレスへの自覚に役立つ方向性がうかがわれる。また教育ツールとしてITの普及にともないeラーニング用の教育ツールが開発されたことが紹介もされていて，著者が所属する富士通のシステムツール「e診断＠心の健康について」が詳しく記述，説明されている。
　第3章では個人のストレスマネジメントが取り上げられていて，ストレスコーピングについてもよく説明が加えられている。
　今後ますます職場におけるメンタルヘルスが重要性を増すなかで，心身医療が中核としてリーダーシップをとることがのぞましく，その意味においても，また「産業心理学」のテキストとしても本書が果たす役割は大きいものと期待される。
　　2002年8月

　　　　　　　　　　　　　　　　　　　　　　　　　　　　　　　筒井末春

序

　現代社会において生きるためには多くの人が産業や職場との関わりを避けることはできません。人間の生きざまに職業が密着しているために産業ストレスは避けられないと言えます。そのストレスの大きさ、感じ方、受け止め方は、人それぞれで違います。ストレスを、うまく解消出来る人、できない人で心や身体に与える影響も違ってきます。それだけにいかにストレスに対処していくかは健康を保つ上で非常に重要になってきます。産業ストレスをうまくコントロールし、人が有害な影響をできるだけ受けないようにすることは大切なことでありますが、もし仮にいわゆるストレス関連疾患になってしまった場合には、職場や社会、家庭を含んだ全人的対応が必要になるのです。こうした患者さんは臨床各科を訪れますので各科で心身両面からのアプローチがなされることが望まれます。また、現場の産業保健スタッフの皆さんにとっても、全人的対応を目指す心身医療的アプローチに沿った、従業員健康管理支援が望まれるところであります。
　インターネット社会の本格化を迎え、全ての物事がスピードを増し、利便性が増す一方、激変する社会環境や、ますます激化するビジネス社会において、ストレスの要因が増加していると思われます。この様なストレスフルな時代だからこそ、そのストレスと上手につきあい心の健康を保ち、仕事と健康の調和がはかれるよう労働者を支援していきたいものです。この思いから、本書を気軽に読み得て、職場のメンタルヘルス・ケアの上で実際役立ち、具体的にわかりやすくあるよう簡潔にまとめましたので、身近にお役立ていただければ幸いです。

　　　2002年8月

著　者

目次

第1章 1
1. 職場を取り巻くストレス要因 1
- A. 職業生活でのストレスなどの状況 4
- B. 職業ストレスモデル 5
- C. 職業ストレスの職場要因 8
- D. 職業ストレスの個人要因；ライフサイクルと行動パターン 11
- E. 家庭や社会的ストレス要因 12
- F. 仕事のストレスの影響 13

2. ストレス関連健康障害 15
- 1）心身症について 19
- 2）神経症について 32
- 3）うつ状態 44
- 4）燃えつき症候群 48
- 5）いわゆる職場不適応 49

第2章 51
1. 職場におけるメンタルヘルス・ケア 51
- A.「心理的負荷による精神障害等に係る業務上外の判断指針」より ...52
- B. 長時間労働の問題について 53
- C. 事業場における労働者の心の健康づくりのための指針 56
- D. 家族および医療機関、地域保険機関等との連携の重要性 74
- E. 担当主治医との連携のポイント 75
- F. 産業医としての相談対応におけるポイント 76
- G. 心の健康問題を持つ労働者の復職支援のポイント 77
- H. 労働者の特性にあわせたストレス対策のポイント 78

2. メンタルヘルス・ケアのためのツール 84
- A. 職業性ストレス簡易調査票について 84

B．仕事のストレス判定図について ……………………………………91
　　C．教育ツールについて ………………………………………………107

第3章 ………………………………………………………………………111
　個人のストレスマネジメントについて ……………………………111
　1．ストレスコーピング ……………………………………………………111
　　A．ストレスコーピングとは ……………………………………………111
　　B．ストレスコーピングの方法 …………………………………………112
　　C．ストレスコーピングにあたってのストレス理解 ………………114
　　D．ストレス状況の把握と日常生活での変化に対する吟味 ………117
　　E．コーピングと認知のあり方 …………………………………………118
　　F．否定的自動思考への対処のポイント ………………………………119
　　G．失敗への対処のポイント ……………………………………………120
　　H．コーピング行動を起こすための手順・ヒント …………………122
　2．ストレスマネジメント …………………………………………………123
　　A．ストレスマネジメントとしての運動について …………………123
　　B．ストレスマネジメントとしての睡眠・休養について …………128
　　C．ストレスマネジメントとしての食事・栄養について …………137
　　D．リラクゼーション ……………………………………………………139

資料 ………………………………………………………………………146
　（資料1）平成１１年９月１４日労働省「心理的負荷による精神障害等に
　　　　　係る業務上外の判断指針」 ……………………………………147
　（資料2）平成12年8月9日基発第522号「事業場における労働者の心の健
　　　　　康づくりのための指針」 ………………………………………154
　（資料3）平成14年2月12日付基発第0212001号「過重労働による健康障害
　　　　　防止のための総合対策について」 ……………………………167

第1章

1. 職場を取り巻くストレス要因

　ストレスという言葉は，日常生活の中でもよく使われるようになっているが，その意味するところは必ずしも一義的でなく，一般には問題視する傾向が強くうかがわれる。確かに，過度のストレス状態が長く続くと，精神的な緊張が大きな負担となり得るが，そうかといって，まったくストレスのない生活が望ましいわけでもない。適度のストレス状態にあって人は最大の能力を発揮できることが指摘（図1-1）されており，適度なストレスは，「人生のスパイス」として必要なものとさえ言われている。

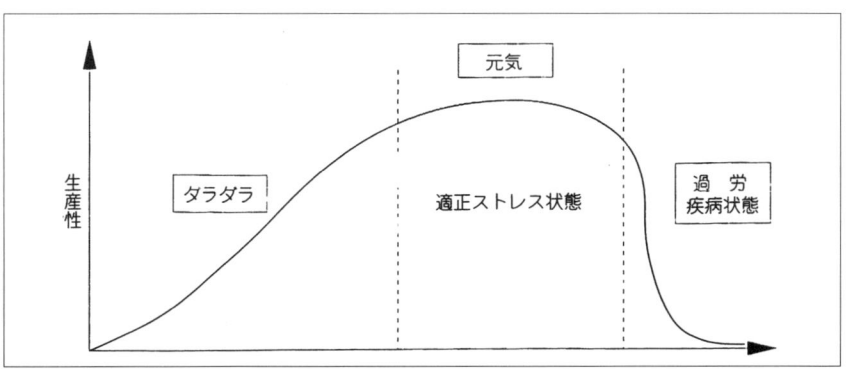

図1-1　適度なストレスが生産性を上げる
　　　ストレスは少なくても多くてもいけない。適当なストレス状況がもっとも生産性を高める。
　　（"Coping with Stress Work"（Gower Publishing,1981,p.57）J.D.Adams より改変）

しかし，この適度なストレス状態を維持するのが困難な状況にある場合，不適応的なストレス反応を発生しやすい状態となる。通常，ストレス反応は，図1-2に示されるように，身体的反応，心理的反応，行動的反応として現れ，以下のようなさまざまな一般的な反応が指摘されている。

➤ **身体的反応**（Cannonが生体の緊急反応としてとらえていた現象であり，緊急な身体活動に備えるための防衛反応として）
　・心拍数が増える
　・呼吸が荒くなる
　・血圧が上昇する
　・筋肉が緊張する
　・手に汗をかく
　◇自覚症状としては
　　・動悸
　　・呼吸困難感

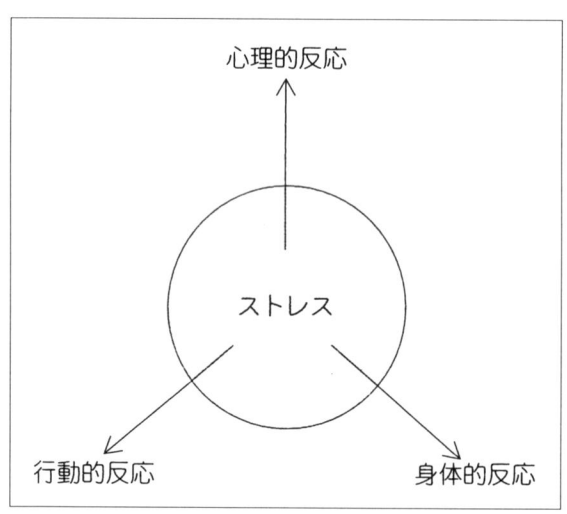

図1-2　ストレス反応
（笠原　嘉，近藤三男：心身症と身体表現性障害．心身医学，27：2, p.121.図2, 医学書院，1987より引用）

- ・顔面の熱感または蒼白感，冷汗
- ・めまい感，肩凝り，頭痛，振え
- ・頭のボーとした感じ，今にも倒れてしまいそうな感じ
- ・胃部不快感，腹痛，下痢，嘔気

➤ 心理的反応（何か行動を起こす必要がある危険信号として）
- ・落ち着きのない感じ
- ・イライラした感じ
- ・恐怖感
- ・不安感
- ・怒り
- ・みじめな感じ
- ・落ち込んだ感じ

➤ 行動的反応
  ◇ ストレスを解消しようとする積極的行動として（闘争行動の代償的な行動）
  - ・普段に増して多弁となる
  - ・他の人に攻撃を向けて叱咤するなど

  ◇ ストレスから避けようとする回避的行動として（逃走行動の代償的な行動）
  - ・他の理由をつけて間接的にそのことから逃避するようなこと
  - ・代償行動としての気晴らし行動など

　過度のストレス状況で発生する不適応的なストレス反応も，身体的反応，心理的反応，行動的反応として現れる。反応として発生したある情動の抑制は，行動化を促進し，行動の抑制は情動活動を活発化させ，また，情動や行動が抑制された時，身体面への影響が強くなりすぎ，心身症などのストレス関連疾患の発症につながることも指摘されている。職場のメンタルヘルスケアにあたっても，適度なストレス状態を維持するのが困難な職場状況にある労働者の情動や感情と行動ならびに身体への影響のバランスをうまくとるために，心身医学の領域で行われている，病気の成り立ちを心理社会的側面と身体的側面の両方から評価し，治療や対策を立てていくというまさに心身医学的アプローチが期待される。

A. 職業生活でのストレスなどの状況

　近年，経済・産業構造の変化，高齢化が急速に進展する中で，労働者の就労意識の変化や働き方にも大きな変化が見られている。このような職場環境を取り巻くストレス要因を背景に，旧労働省が実施した労働者健康状況調査によると，図1-3に示すように仕事や職業生活に関する強い不安，悩み，ストレスなどを感じている労働者の割合が増加していることがうかがわれる。平成9年の労働者健康状況調査で，「仕事や職業生活で強い不安，悩み，ストレスがある」と回答した労働者に対して，3つ以内の複数回答で，「ストレスの内容」について尋ねた結果では，「職場の人間関係の問題」，「仕事の質の問題」，「仕事の量の問題」「仕事への適性」「昇進・昇給」「雇用の安定性の問題」「定年後の仕事，老後」などをあげる者が多いが，その中でも，「職場の人間関係の問題」，「仕事の質の問題」，「仕事の量の問題」の割合が男女ともに高く認められている（図1-4）。

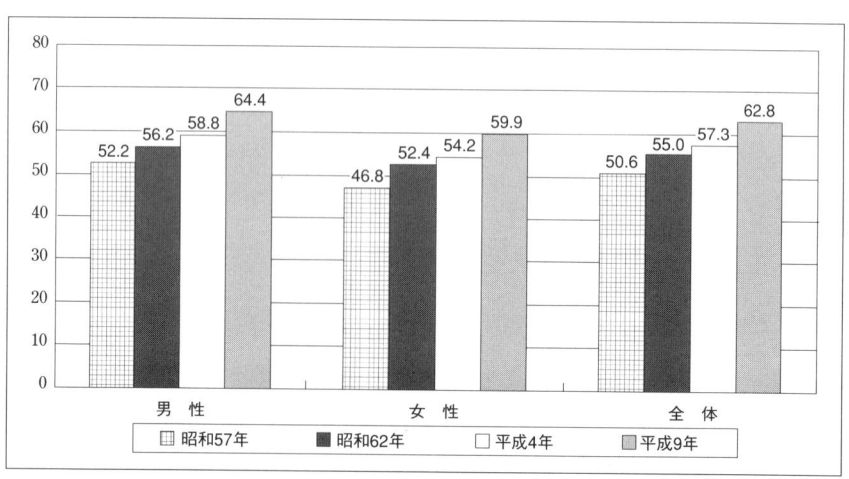

図1-3　自分の仕事や職業生活での強い不安，悩み，ストレスがある労働者の割合の年次推移
　　　（労働省：労働者の健康状況調査）

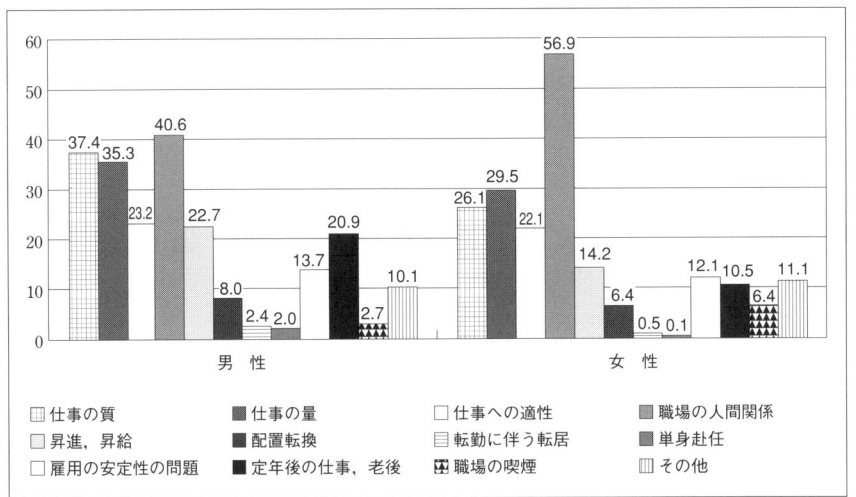

図1-4 自分の仕事や職業生活での強い不安,悩み,ストレスの内容別労働者数の割合
(労働省:労働者の健康状況調査,平成9年)

B. 職業ストレスモデル

　このような職場環境を取り巻くストレス要因を背景に,職場におけるストレッサーにより心身症をはじめとするストレス性健康障害が発生する過程には,当然,個人的要因(年齢・性別・家庭生活・雇用保障・肩書き・性格(タイプAなど)・自己評価など),仕事以外の要因(家族・家庭からの欲求など)のほか,上司・同僚・家族その他も含めた社会的支援などの緩衝要因もかかわり,相互に影響しあっている。図1-5はこれらの相互影響を包括し示した米国国立職業安全保健研究所(NIOSH)の職業ストレスモデルを示したものである。このモデルは,さまざまな職業に対応できる包括的なモデルと考えられている。

　心身医学的には,図1-6のように個人のホメオスターシスを中心にとらえたモデルも理解しやすい。永田らによると,ストレッサーは,その阻害要因として働き,効果的なストレス対処行動や社会的支援(ソーシャルサポート)など

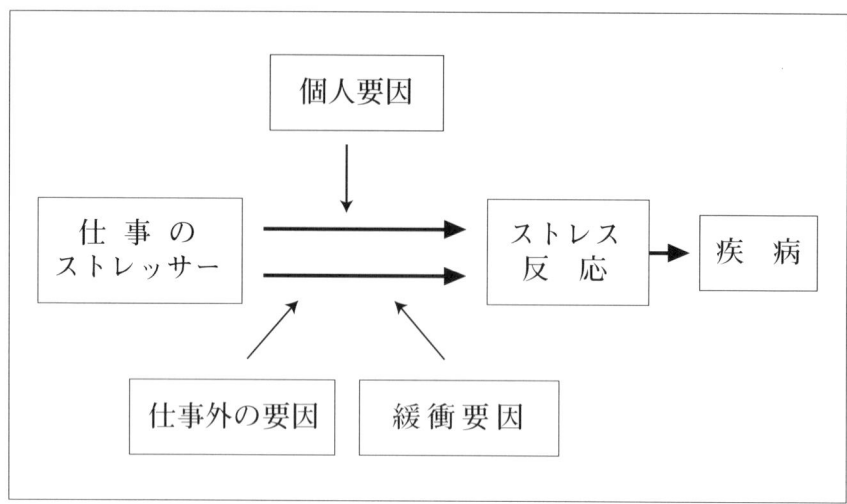

図1-5　米国職業安全保健研究所（NIOSH）の職業性ストレスモデル

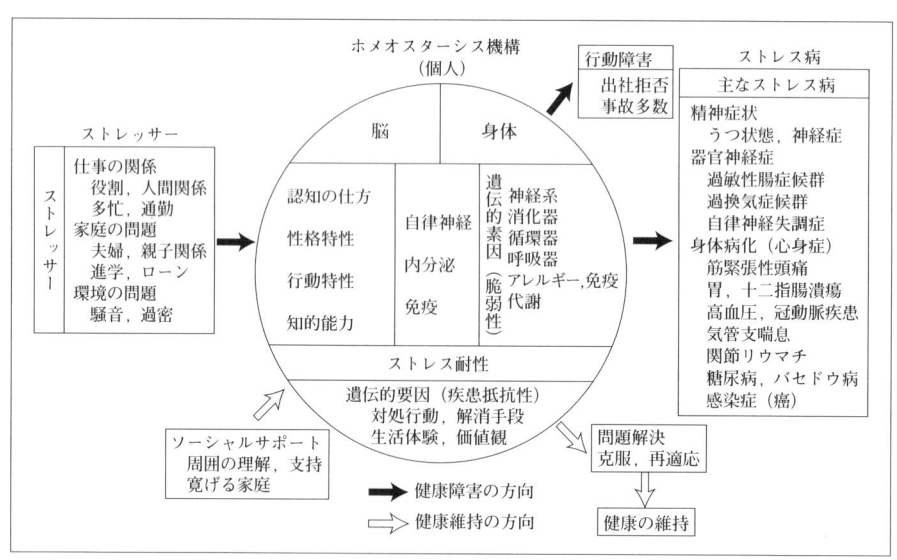

図1-6　ストレッサー，ホメオスターシスと健康，ストレス病
　　　効果的なストレス対処行動や社会的支援はストレス耐性を高めるが，ストレッサーが重なったり，長く続くとホメオスターシスが破綻し健康障害が生じる。
　　　（永田頌史．これからの心療内科と社会的展開，産業保健において．心身医療 p.33. vol9.No.1. 1997）

はストレス耐性を高める方向に働くが，強大なストレッサーが加わったり，いくつかのストレッサーが重なったり，長く続いて限界（閾値）を超えるとホメオスターシスが破綻して，何らかの健康障害が生じ，その場合遺伝的素因に基づいて，一番弱い部分の障害（器官選択）がストレス病として発現するものと考えている。

また，ストレス対策の基礎理論として世界中で広く活用され，職場環境要因を重視しているため作業改善に応用しやすいモデルとしては，「仕事の要求度—コントロールモデル」が知られている。このモデルでは，図1-7のように高い仕事の要求度（負荷や責任）と低い仕事のコントロール（自由度や裁量権）の組み合わせを持つ高ストレイン群で心身のストレス反応が起きやすくなると考える。仕事の要求度が高くても，仕事のコントロールも高い場合には，むしろ活気に満ちて生産性が高まるとし，ストレス対策においては，仕事の要求度を軽減するだけではなく，むしろ要求度にみあった仕事のコントロールを与えることが重要であると指摘されている。また，ストレス要因の影響を緩和し，

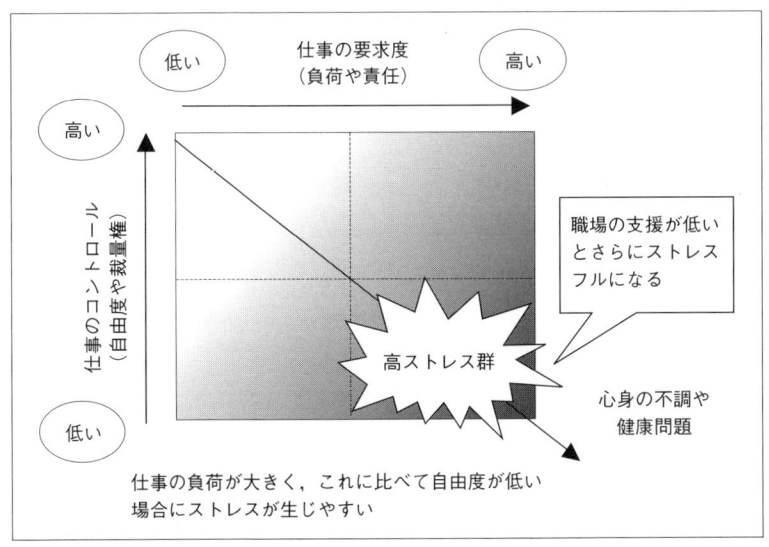

図1-7 仕事の要求度—コントロールモデル
職場の支援を加えて，要求度—コントロール—社会的支援モデルと呼ばれる。
（Karasek&Theorell, 1990による。図の出典は，川上憲人，原谷隆史：職業性ストレスの健康影響，産業医学ジャーナル1999；22（5）：51-55）

それ自身が疾患の発症と関係があることも知られている職場の上司や同僚などからの社会的支援（サポート）の要因を加えて，「仕事の要求度―コントロール-社会支援モデル」が提唱されている。高い仕事の要求度と低い仕事のコントロールの組み合わせを持つ高ストレイン群で職場の支援が低いとさらにストレスフルになり健康障害が発生しやすくなる。

新しい理論モデルとしては，「努力―報酬不均衡モデル」が知られている。仕事上の努力の程度に対して，その仕事から得られる報酬（要求にみあった給与，将来の見込み，周囲からの評価）が不足の場合に，より大きなストレス反応が発生すると指摘されている。最近普及し始めている「目標成果主義」では，成績評価の客観性・公平性が確立できていないと場合によっては，「努力-報酬不均衡」となり，従来よりも大きなストレス反応を生じるということが実際の現場でも認められている。

C. 職業ストレスの職場要因

職場環境を取り巻くストレス要因として，表1-1のように①迅速化，②広域化，③多様化の3つに大別され指摘されている。

また，職場におけるストレッサーとして表1-2，表1-3のような分類も知られているが，これらストレッサーにより心身症をはじめとするストレス性健康障害が発症する背景がうかがわれる。

なお，ストレッサーの強度に関しては，平成11年9月14日基発第544号通達「心理的負荷による

表1-1 職場環境を取り巻くストレス要因

1　迅速化
　①研究・開発期間の短縮
　②交代制勤務による連続生産体制
　　―生産不良に対する迅速対応
　③コンピュータによる情報の広域共通化
　　―意志決定行為の迅速化
2　広域化
　①世界的な競争
　　―世界的規模での材料調達
　　―世界的需要に合わせた生産計画
　②広範な企業間・企業内再編成
　　―途中採用者
　　―単身赴任者
3　多様化
　①就業形態の多様化
　　―社員，派遣者，下請，パートタイマ
　②勤務形態の多様化
　　―交代制勤務
　　―裁量性勤務
　　―長時間労働（過残業）
　③労働力の多様化
　　―高齢化
　　―男女機会均等
　　　・雇用，登用
　　　・家事（子育て，食事）

山田誠二ら：仕事と職場のストレス
第10回　産業保険としてのストレス対策
P.47，表1，産業衛生学会誌43巻，2001より引用

表1-2 職場におけるストレッサーの分類

仕事に固有なもの
 物理的に劣悪な労働条件
  騒音,振動,気温,換気,湿度,
  衛生,気候
 仕事の過剰負荷
  夜勤勤務,過剰負荷(質的,量的),
  過小負荷,新技術
 時間的プレッシャー
 生命への責任
組織における役割
 役割葛藤
 役割不明
 職業的役割イメージ
 責任制
職業的地位
 能力以上の昇進
 能力にみあって昇進しない
 職業上の身分の不安定性
組織における人間関係
 同僚,上司,部下との人間関係の悪さ
 責任分担の困難
組織構造と風土
 決定参加への制限
  ┌ 行動の制限(予算など)
  │ 指導性の欠如
  │ 企業方針
  └ 集団圧力

Sutherland & Cooper(1988年)
(矢富直美ら:職場のストレス,佐藤昭夫,朝長
正徳編:ストレスの仕組みと積極的対応,pp261
表1,藤田企画出版,1991より引用)

表1-3 職場における14種類のストレッサー

Ⅰ.仕事の量や責任に関するストレッサー
 ①量的過剰
 ②量的過小
 ③責任過小
Ⅱ.役割の葛藤やあいまいさに関する
 ストレッサー
 ④仕事の妨害
 ⑤個人生活の犠牲
 ⑥役割不明
Ⅲ.仕事の質的な役割に関するストレッサー
 ⑦失敗体験
 ⑧評価機会
 ⑨緊張仕事
 ⑩不慣れ仕事
Ⅳ.身体的負荷に関するストレッサー
 ⑪局所的身体負荷
 ⑫全身的身体負荷
Ⅴ.対人関係におけるストレッサー
 ⑬対人的あつれき
 ⑭認識の不一致

(矢富1990年より改変)

　精神障害等に係る業務上外の判断指針」(**資料1**)に示された,業務による心理的負荷の強度の評価にあたっての別表1「職場における心理的負荷評価表」が一つの指標となる。

　これは,ストレス強度の客観的評価に係る夏目らの研究を基にしている。Holmesらの海外における先行研究にならい,夏目らは,結婚をストレス度50点としたときの我が国におけるストレス要因となる出来事のストレス強度を数値化し示しており,職場におけるストレス要因の強度を知る上で参考となる(表1-4)。

表 1-4 勤労者のストレス点数表（夏目ら）[16]

点数	職場におけるストレス要因	職場以外のストレス要因
100〜91		
90〜81		配偶者の死亡（83）
80〜71	会社の倒産（74）	親族の死（73） 離婚（72）
70〜61	会社を変わる（64） 自分の病気やケガ（62）※業務に起因するもの 多忙による心身の過労（62）※業務に起因するもの 転職（61） 仕事上のミス（61）	夫婦の別居（67） 自分の病気やケガ（62） 300万円以上の借金（61）
60〜51	単身赴任（60） 左遷（60） 会社が吸収合併される（59） 会社の建て直し（59） 人事異動（58） 労働条件の大きな変化（55） 配置転換（54） 同僚との人間関係（53） 上司とのトラブル（51） 抜てきに伴う配置転換（51）	家族の健康や行動の大きな変化（59） 友人の死（59） 収入の減少（58） 法律的トラブル（52） 300万円以下の借金（51）
50〜41	睡眠習慣の大きな変化（47）※業務に起因するもの 同僚とのトラブル（47） 顧客との人間関係（44） 仕事のペース・活動の減少（44） 仕事に打ち込む（43） 部下とのトラブル（43） 職場のOA化（42） 課員が減る（42）	結婚（50）　息子や娘が家を離れる（50） 性的問題・障害（49） 夫婦げんか（48） 引越し（47）　睡眠習慣の大きな変化（47） 家族がふえる（47）　住宅ローン（47） 子供の受験勉強（46） 妊娠（44）　定年退職（44） 社会活動の大きな変化（42）　住宅環境の大きな変化（42） 家族メンバーの変化（41）　軽度の法律違反（41） 子供が新しい学校へ変わる（41）
40〜31	自分の昇進・昇格（40）　仕事のペース・活動の増加（40） 同僚の昇進・昇格（40） 新規事業に仕事の予算が付かない（38） 新規事業に仕事の予算がつく（35） 長期休暇（35）　課員が増える（32）	妻（夫）が仕事を辞める（50） 技術革新の進歩（40） 個人的成功（38）　妻（夫）が仕事を始める（38） 自己の習慣の大きな変化（38） レクリエーションの減少（37）食習慣の大きな変化（37）
30〜21		レクリエーションの増加（28） 収入の増加（28）
20〜11		
10〜1		

D. 職業ストレスの個人要因；
　　ライフサイクルと行動パターン

　職業ストレスの個人要因として，ライフサイクル，すなわちどのような社会的立場にいるのかによりストレスとの関係にいくつかの特徴が認められる。便宜的に年齢より段階化すると表1-5のような特徴が指摘されている。また，行動パターンも大きく関係し，心筋梗塞や狭心症などの循環器疾患を来しやすいものを「A型行動パターン」（表1-6）と呼ばれ注目されている。

表1-5　職業人のライフサイクルとストレス

1) 入社以後早期；職業人としての自分を確立する時期
　　　　　　　　不適応症状

2) 30～40歳代；　社会の中での地位や確立される時期
　　　　　　　　仕事上の役割や職場の対人関係をめぐるストレス

3) 40～50歳代；　中間管理職　人生の折り返し時期で仕事や家庭生活などの
　　　　　　　　過去の自己選択を再確認する時期。
　　　　　　　　これにまつわる葛藤がストレス。
　　　　　　　　職場や家庭生活での不適応になると自殺につながりやすい。

4) 60歳以上；　　職場を失う（大切な対象を喪失する体験）
　　　　　　　　空虚感

表1-6　A型行動パターン

1. いつも時間に追い立てられている
2. 競争心が強い
3. 用心深い
4. 常に何かをしていないと気がすまない
5. 仕事は人より速い
6. 昇進すること，人に認められることを執拗に望む
7. 攻撃的で，敵意を持ちやすい
8. 心にゆとりがない

・それぞれの質問に対し，『強い』2点，『少しある』1点，『ない』0点で計算し，10点以上ならA型行動パターン。

E. 家庭や社会的ストレス要因

　家庭や社会的ストレス要因として，結婚，子供育て，老いた親の問題などの家族ライフサイクルが個人要因に加わり，より全体としてのストレスを増強したり軽減したりすることが指摘されている．表1-7はHolmesらが，多面的で大規模な調査をもとに，発病に先駆した重要と考えられるライフイベントを抽出し，そのストレス強度を生活変化単位値 Life Change Units Value（LCU）とし，結婚をLCU 50点として設定した数値である．1年間のできごとのスコアーの合計が200～300点の人の過半数が，300点以上の人の約8割がなんらかの健康障害を呈したと報告されている．

表 1-7　社会的再適応評価尺度

順位	生活事件 (life events)	LCU	順位	生活事件 (life events)	LCU
1	配偶者の死亡	100	23	子供が家を去ってゆく	29
2	離婚	73	24	姻戚とのトラブル	29
3	別居	65	25	優れた個人の業績	28
4	留置所拘留	63	26	妻が仕事を始める，あるいは中止する	26
5	家族の一員の死亡	63	27	学校が始まる	26
6	自分の病気あるいは障害	53	28	生活状況の変化	25
7	結婚	50	29	習慣を改める	24
8	解雇される	47	30	上司とのトラブル	23
9	夫婦の和解	45	31	仕事の状況の変化	20
10	退職	45	32	住居がかわる	20
11	家族の一員が健康を害する	44	33	学校がかわる	20
12	妊娠	40	34	レクリエーションの変化	19
13	性的困難	39	35	教会活動の変化	19
14	新しい家族のメンバーが増える	39	36	社会活動の変化	18
15	仕事の再適応	39	37	1万ドル以下の抵当か借金	17
16	経済状態の変化	38	38	睡眠習慣の変化	16
17	親友の死亡	37	39	家族が団らんする回数の変化	15
18	異なった仕事への配置換え	36	40	食習慣の変化	15
19	配偶者との論争の回数の変化	35	41	休暇	13
20	1万ドル以上の抵当か借金	31	42	クリスマス	12
21	担保物件の受け戻し権喪失	30	43	ちょっとした違反行為	11
22	仕事上の責任変化	29			

(Holmes T.H.& Rahe RH.: The social readjustment rating scale.J.Psychosom,Res 11:p.216 tab, 3. 1967, より引用)

F. 仕事のストレスの影響

　旧労働省「作業関連疾患の予防に関する研究」報告書にも，さまざまな研究から，仕事のストレスは，ミスの増加など労働生産性の低下のみならず，労働者のメンタルヘルスの問題，身体の健康問題，労働災害や交通事故につながる可能性のあることが指摘されている（表1-8）。

表1-8　健康に影響を与える可能性のある仕事のストレス要因と健康影響

直接あるいは間接に疾病の発生や経過に関与する仕事のストレス要因		仕事の要求度 仕事のコントロール（仕事の裁量権や自由度） 職場の人間関係（上司，同僚の社会的支援） 仕事の不安定さ 仕事上の出来事 長時間労働 その他の物理・化学的・人間工学的有害因子
仕事のストレスによって影響を受ける可能性のある健康問題	重症度が高く，職業性ストレスとの関連が比較的強いもの	虚血性心疾患 脳血管疾患 自殺 仕事上の事故災害 交通事故
	頻度が高く，仕事および生活の質への影響が大きく，職業性ストレスと関連があるもの	高血圧 不整脈 肥満 高脂血症 糖尿病（耐糖能異常） 脂肪肝 胃・十二指腸潰瘍 アルコール関連障害 腰痛，頚肩腕痛 うつ病

出典：小林章雄，堀　礼子，竹内清美：職業性ストレスの健康影響に関する総合的結論．労働省平成11年度「作業関連疾患の予防に関する研究」報告書2000：pp.55-62.

　仕事のストレスによる，労働者の健康影響，労働コストの損失，医療費の増加などの経済的な影響も表1-9および以下のような推計値が指摘されている。
●仕事のストレスが我が国全体に与える損失のうち，男性の虚血性心疾患による損失のみを考慮したごく控えめな推計でも539億円という数値が計算され

ている（橋本他，1998）。
- 仕事のストレスによる医療費の増加は全体では医療費総額の10～20％（全国で年間約2兆円）（川上，原谷，1999）
- 仕事のストレスによる労働力損失は全労働コストの10～20％（全国で年間約600億円）以上に達する。(川上，原谷，1999)
- 米国では，職業性ストレスによる医療費損失は全米で年間800～1500億ドル（約8～16兆円），労働力損失は年間3千億ドル（約32兆円）に達する。(Karasek & Theorell,1990)

表1-9　仕事のストレスの健康影響一覧

区分	疾患など	仕事のストレスによって受ける影響
循環器疾患	虚血性疾患	1.3～4倍（職場の支援の低さが加わると2～7倍）
	血圧	平均で仕事中の収縮期血圧が7mmHg，拡張期血圧が4mmHg増加する
	その他	中性脂肪，血清総コレステロール，HbAlcが増加する。血液凝固が亢進する。
精神疾患	精神科受診率	1.4～2.3倍
	うつ病	5倍（職場の人間関係），14倍（仕事の不適性感）
筋骨格系疾患	主に腰痛（上肢，頸部痛も）	仕事の要求度および低い仕事のコントロールが影響する（1.2倍）
事故	仕事上の事故	1.8倍（仕事上のストレスフルな出来事），2.5～2.7倍（職場の支援の低さ）
	交通事故	1.5倍
その他	医師受診率	1.5倍～2倍（医療費換算で被保険者1名あたり年間2～4万円）
	疾病休業	1.4倍～2倍（賃金換算で労働者1名あたり年間0.6～1.2万円）
	その他	免疫機能の低下，胃腸疾患や自殺率が増加するなどの報告もあり。

川上憲人，原谷隆史：産業医学ジャーナル22（5）：51-55，1999より

2. ストレス関連健康障害

　職場を取り巻くストレス要因と密接な関係をもって健康障害を発症している病態には，以下のような心身症をはじめ多彩なストレス関連健康障害が認められる。その多くは，心身医学領域で行われているアプローチの仕方が大いに応用できる病態として知られている。

【心身症群】 胃・十二指腸潰瘍，潰瘍性大腸炎，過敏性大腸，神経性嘔吐，本態性高血圧，(神経性)狭心症，過換気症候群，気管支喘息，甲状腺機能亢進症，神経性食思不振症，片頭痛，筋緊張性頭痛，書痙，痙性斜頸，関節リウマチ，腰痛症，頸肩腕症候群，原発性緑内障，メニエール症候群，円形脱毛症，インポテンス，更年期障害など
【神経症群】 心臓神経症，胃腸神経症，膀胱神経症，神経症，不眠症，自律神経失調症など
【うつ状態】 神経症的抑うつ状態，反応性うつ病など
【精神障害群・その他】 精神障害の他にも独立した病気としてではなく急性ストレス反応のような主に精神的な病的状態を呈したものや，職場不適応や燃えつき症候群などといったものも，「神経性○○症」と診断されたものなどストレス関連健康障害として発症することがありえる。

ICD-10では，以下のカテゴリーに分類されるものが関連することが多い。

(International Statistical Classification of Diseases and Related Health Problems (疾病及び関連保健問題の国際統計分類)は世界保健機関(WHO)が作成した分類で，ICD (国際疾病分類)と略す。ICD-10はその最新版で，1990年の第43回世界保健総会において採択された。)

精神及び行動の障害 (F40-F49)

F4　神経症性障害，ストレス関連障害および身体表現性障害

F40　恐怖症性不安障害
F40.0　広場恐怖[症]
　　.00　パニック障害をともなわないもの
　　.01　パニック障害をともなうもの
F40.1　社会恐怖[症]
F40.2　特定の（個別的）恐怖症
F40.8　他の恐怖症性不安障害
F40.9　恐怖症性不安障害，特定不能のもの

F41　他の不安障害
F41.0　パニック[恐慌性]障害（エピソード[挿間]性発作性不安）
F41.1　全般性不安障害
F41.2　混合性不安仰うつ障害
F41.3　他の混合性不安障害
F41.8　他の特定の不安障害
F41.9　不安障害，特定不能のもの

F42　強迫性障害[強迫神経症]
F42.0　強迫思考あるいは反復思考を主とするもの
F42.1　強迫行為（強迫儀式）を主とするもの
F42.2　強迫思考および強迫行為が混合するもの
F42.8　他の強迫性障害
F42.9　強迫性障害，特定不能のもの

F43　重度ストレス反応および適応障害
F43.0　急性ストレス反応
F43.1　外傷後ストレス障害

F43.2　適応障害
　　.20　短期抑うつ反応
　　.21　遷延性抑うつ反応
　　.22　混合性不安抑うつ反応
　　.23　主として他の情緒の障害をともなうもの
　　.24　主として行為の障害をともなうもの
　　.25　情緒および行為の混合性の障害をともなうもの
　　.28　他の特定の症状が優勢なもの
F43.8　他の重度ストレス反応
F43.9　重度ストレス反応，特定不能のもの

F44　解離性（転換性）障害
F44.0　解離性健忘
F44.1　解離性循走[フーグ]
F44.2　解離性昏迷
F44.3　トランスおよび憑依障害
F44.4　解離性運動障害
F44.5　解離性けいれん
F44.6　解離性知覚麻痺[無感覚]および知覚[感覚]脱失
F44.7　混合性解離性（転換性）障害
F44.8　他の解離性（転換性）障害
　　.80　ガンザー症候群
　　.81　多重人格障害
　　.82　小児期あるいは青年期にみられる一過性解離性（転換性）障害
　　.80　他の特定の解離性（転換性）障害
F44.9　解離性（転換性）障害，特定不能のもの

F45　身体表現性障害
F45.0　身体化障害
F45.1　鑑別不能型[分類困難な]身体表現性障害

F45.2　心気障害
F45.3　身体表現性自律神経機能不全
　　　.30　心臓および心血管系
　　　.31　上部消化管
　　　.32　下部消化管
　　　.33　呼吸器系
　　　.34　泌尿生殖器系
　　　.38　他の器官あるいは系
F45.4　持続性身体表現性疼痛障害
F45.8　他の身体表現性障害
F45.9　身体表現性障害，特定不能のもの

F48　他の神経症性障害
F48.0　神経衰弱
F48.1　離人・現実感喪失症候群
F48.8　他の特定の神経症性障害
F48.9　神経症性障害，特定不能のもの

心身症をはじめ一般的なストレス関連健康障害のポイントをまとめておく。

1）心身症について

- ◇ 従来わが国において心身症は，「身体症状を主とするが，その診断や治療に心理的因子についての配慮がとくに重要な意味をもつ病態」と定義されてきた。1991年の日本心身医学会では，この定義では神経症やうつ病も含む可能性があり，概念に混乱をきたすとの懸念から新しい定義が作成された。
- ◇「心身症とは身体疾患のなかでその発症や経過に心理社会的因子が密接に関与し，器質的ないし機能的障害のみとめられる病態をいう。ただし神経症やうつ病など他の精神障害にともなう身体症状は除外する」となっている。
- ◇ 神経症と心身症の相違を説明する概念として失感情症（Alexithymia）が知られている。
  - ・これは，自分の内的な感情への気付きとその言語的表現が制約された状態といえる。
  - ・心身症の患者ではこの失感情症の傾向が強く，社会適応の面からみると過剰適応の傾向がみられ，患者はストレスや心理的要因をはっきりと自覚していないことも多く，単に身体的症状のみを気にして病院を訪れることもある。

失感情症（アレキシサイミア）の特徴

①自分の感情を適切に言葉で表現できない
②言葉よりむしろ行動で感情を表現する
③話は細かい事実までくとくとと述べるが，感情面にはほとんどふれない
④心理的，感情的なことについて意志の疎通が難しい
⑤考えていることは外界の出来事についてが多く，空想や感情に関するものが少ない

◇ 心身症を生活習慣や行動様式の面から捉えていく考え方もあり,生活習慣の乱れや持続する慢性ストレス状態から心身症に至るケースが存在することに注意を向ける事の必要性も指摘されている。

1. 心身症の診断
◇ 心身症の診断に当たって最も重要なことは,いかにその症状の発生に心理的因子の関与が大きいように思えても,身体的な検査をおろそかにしてはならないということである。
◇ 身体的な検査を怠ったため,精神症状の背景にある重大な身体疾患を見逃し,生命にかかわるような事態が生ずることも稀ではない。
◇ 身体的な検査を十分せずに,安易に精神的なものが原因だと決めつけることは,治療者に対する信頼を失わせることになり,その後の治療関係にも支障になりかねない。
◇ 心身症の患者が呈する身体症状は多岐にわたっているので,その症状に関連のある臨床各科の診察方法や検査が必要となり,各科の専門医と連携したアプローチも必要となる。
◇ 心身症の診断に当たっては,以下のような除外診断を欠かすことはできない。

2. 除外診断
積極的に心身症であると診断する前に,身体疾患(心理的因子の関与のない)や神経症あるいはうつ病や統合失調症(精神分裂病)などの精神病ではないことを証明して除外していく。

a. 心身症と身体疾患との鑑別
◇ 身体疾患でありながら,その発症の初期においては精神症状が前景に立つ場合があるため,誤診されることもまれならずある(表 1-11)。
◇ 特に脳の器質的疾患,膵臓癌などの悪性腫瘍,内分泌疾患などを心身症と誤診するようなことは,生命に関わることにもなるので,身体的診察,検査は十分に実施しなければならない。

表1-11 気質的な身体疾患の存在が見落とされていた場合

受診時診断名	確定診断名
心因性腹痛(13)	膵癌(7),慢性膵炎(2),胆石症(1),尿路結石(1),胃癌(1),胃気管支瘻(胃切除後)(1)
神経症,うつ状態(10)	胃癌(3),肝脳疾患(2),膵癌(1),直腸癌(1),胆石症(1),食道アカラシア(1),十二指腸憩室炎(1)
過敏性腸症候群(10)	潰瘍性大腸炎(5),腸結核(1),膵癌(1),尿路結石(1),子宮癌の直腸転移(1),甲状腺機能亢進症(1)
神経性嘔吐(9)	食道アカラシア(4),アミロイドーシス(2),結腸癌(1),脳腫瘍(1),妊娠(1)
神経性食欲不振症(3)	松果体腫瘍(3)
腰痛症(2)	直腸癌(1),肺癌(癌性腹膜炎)(1)
筋痛症(2)	胃潰瘍(1),十二指腸潰瘍+幽門狭窄(1)
更年期障害(2)	胃潰瘍(1),胃潰瘍+子宮癌(1)
その他(4)	クローン病(2),胆石症(1),強皮症(1)

中川哲也 Medical Practice vol.5 no.8 1988

b. 心身症と精神疾患との鑑別

1) 神経症

◇ 心身症発症のメカニズムの説明に取り入れられた失感情症 alexithymia（アレキシサイミア）という概念により，心身症と神経症の相違が指摘されている。（表1-12）

◇ アレキシサイミアでは心理的な概念では説明のつかない知性と情動の解離が著明であり，これは新皮質と辺縁系や視床下部との間に機能的な解離があるといわれるような神経生理学的な基礎をもっているとされている。

◇ このため，治療的にも，従来よく用いられた洞察的に働きかける精神分析的な精神療法には自ずと限界が生ずるので，アレキシサイミアの傾向のある心身症には，体から心に働きかけ心身の調整をはかるような自律訓練法，行動療法，森田療法，絶食療法などが有効であるという指摘もある。

◇ しかし，アレキシサイミアの概念だけで心身症の発症のメカニズムをすべて説明しきれるものではなく，性格的に問題のないものが，現実生活でのストレスに対する一時的な神経症的反応として身体症状を呈

表 1-12 心身症的なものと神経症的なものの相違点

	心 身 症 的	神 経 症 的
症状への訴え方	過小のことあり，身体症状の程度に応じた訴え	過剰なこと，または執拗なことが多い
症状への態度	忍耐的，ときにかなり憎悪するまで放置	とらわれ，こだわりが強い，ときに無関心
症状の部位	解剖学的に説明しうる自律神経支配領域に多い，固定的のことが多い	解剖学的に説明しがたい知覚・運動神経支配領域に多い，移動することあり
心理的刺激に対する反応	遅発的のことが多い	即時的のことが多い
発症メカニズム	欲求・感情の言語的表現困難*，からだへの気づき低下**，条件づけ，習慣	抑圧，転換（身体化），欲求の代償満足，抑うつ—自己処罰
身体的変化，検査異常	機能的または器質的，持続性のものが多い	明らかではない，一過性のものが多い
現実への関心	強いことが多い，過剰適応的	少なくなることが多い，回避的，疾病利得的

＊：Alexithymia
＊＊：Alexisomia

吾郷晋浩　Medical Practice vol.5 no.8 1988

　するタイプの心身症（現実心身症）もあることが指摘されている。
◇ 実際には，心身症と神経症は，互いに一部オーバーラップしていたり，鑑別が困難であるケースも認められる。

2) うつ病
◇ うつ病の場合，抑うつ感とともに，漠然とした不快感，倦怠感，疲労感，不全感，胃や心臓などの内臓の違和感，手足のしびれ，冷感，疼痛，視力障害などさまざまな身体症状を訴える場合がしばしばみられる。
◇ これらの身体症状が前景に立って抑うつ感情がその背後に覆い隠されている場合（仮面うつ病 masked depression），心身症との鑑別が問題になる。
◇ この場合，身体的側面と同時に，うつ病に独特な睡眠障害（早期覚醒），気分の日内変動，悲哀感，罪業感，時には自殺念慮などを詳しく確認しなければならない。

3) 統合失調症（精神分裂病）
◇ 経過を観察していると次第に統合失調症独特の症状が現れてくるが，

その初期においては，心気症様状態，抑うつ状態などがみられ，身体的な訴えが中心になることも少なくない。
　◇ また，体感異常，臓器幻覚，身体に関する妄想などをいだいている場合にも身体的な訴えが中心になることもあるが，これらは，かなり異質的な印象があり鑑別の参考となる。

3. 積極的診断

　これは上述の除外診断と合わせて，面接，各種の心理テストなどを施行して，患者の性格や体質など本人に特有の個人的要因と職場や家庭などの環境要因を評価（表1-10）し，心理的葛藤の症状に対する関与を明らかにすることにより，心身症と積極的に診断する方法である。

表 1-10　患者評価グリッド

	現　在	発症前後	幼児期
身体的	身体的症状・所見 理学的所見 使用薬剤 検査成績の異常	初発症状 身体状態の変化 使用薬物の変更	身体的疾患の既往歴 身体的・精神的疾患の家族歴
心理的	身体的・心理的主訴 心理状態 治療への期待	心理状態の変化 気分・行動の変化 心理学的テスト 心理的援助依頼	パーソナリティの発達 防衛機制・対応反応 精神的疾患の既往
社会的	同居者 職　業 社会的ストレス 物理的環境	生活状態の変化 職業の変更 物理的環境の変化	両親の職業歴 人生早期の人間関係 学校生活 結婚・職業

（Leigh & Reiser, 1985）

● 面接にて把握すべき心身医学的に重要と思われる患者プロフィールのポイント
　◇ 食事について：食欲や摂取量，その内容の変化について
　◇ 体重の変化について
　◇ 睡眠について：睡眠時間，睡眠障害の有無とそのパターン（入眠障害・
　　　　　　　　　熟眠障害・途中覚醒・早朝覚醒・リズム障害など）
　◇ 便通について：頻度，性状，変化の有無，下剤使用の有無など

◇ 排尿について：頻度，変化の有無，排尿困難の有無
◇ 月経について：初経，閉経，月経異常の有無，月経に伴う身体的心理的
　　　　　　　　変化の有無，治療歴
◇ 嗜好品について：タバコ，飲酒，その他
◇ 趣味について：種類，変遷など
◇ 常用薬について：服薬の有無，使用量と期間，薬物アレルギー・副作用歴
◇ 生育歴について：出生時の異常の有無，発育の状況，乳幼児期・学童期
　　　　　　　　の健康状況および養育状況
◇ 学歴について：学歴，学生時代の生活状況，休学・不登校歴の有無
◇ 職業について：職業の変遷，仕事の内容，勤務形態，就業形態，職場の
　　　　　　　　立場，休職の有無など
◇ 治療歴について：精神科，心療内科，カウンセリングなどの精神心理的
　　　　　　　　　治療歴および身体疾患治療歴
◇ 家族歴について：いわゆる家族の疾病に関する情報のみならず，家族構
　　　　　　　　　成およびメンバーの年齢，性格，職歴や，本人との関
　　　　　　　　　係性などメンバーに関する情報も
◇ 生活環境について：家庭生活に関する情報，経済状態，社会的ストレッ
　　　　　　　　　　サーなど
◇ 適応能力について：仕事，家事，勉強などがどの程度可能か。

4. 心身症の諸型

1. 皮膚系心身症
2. 筋・骨格系心身症
3. 呼吸器系心身症
4. 循環器系心身症
5. 胃腸管系心身症
6. 食行動の異常（摂食障害）
7. 性器・泌尿器系心身症
8. 内分泌系心身症
9. 特殊感覚器系心身症

(1) 皮膚系心身症
  ◇ 恥ずかしさに対して赤面したり，怒りに対して顔面蒼白になるなど，情動の変化と皮膚の反応には密接な関係がある。
  ◇ 皮膚系心身症は，その症状が外見的なため患者は醜形恐怖を伴うこともあり，それが再び患者に反映して，生体の機能異常をさらに増悪させるという悪循環を繰り返して症状が固定していくという特徴も持っている。

  a. **慢性蕁麻疹 chronic urticaria**
    ◇ 長期にわたって反復する蕁麻疹発作は，慢性蕁麻疹とよばれ，特定のアレルゲンを証明することが困難で，原因不明の場合が多い。
    ◇ その誘因として，さまざまなものがあげられているが，情動，性格，条件づけなどの心理的な因子も考えられている。

  b. **円形脱毛症 alopecia areata**
    ◇ 本症は脱毛症の70％を占めるといわれているが，その原因については不明な点が多い。
    ◇ 病因としては，遺伝的因子，栄養神経障害，内分泌障害，植物神経機能異常，感染，アレルギーなどが考えられているが，精神的因子がその発症ないしは悪化に相当関係しているのではないかとみなされている。

  c. **皮膚掻痒症 pruritus cutaneus**
    ◇ 本症はなんら皮膚に器質的な病変がみられないのに，掻痒のみを訴える疾患である。
    ◇ 原因としてさまざまなものが考えられているが，精神的な因子も関与しているのでわないかとの説もある。
    ◇ 精神的因子の強いものは，昼夜の別なく発作的に起こるのが特徴だといわれている。

(2) 筋・骨格系心身症
  ◇ 筋系の心身症としては，筋緊張性頭痛，書痙，心因性斜頸，チック，眼瞼けいれん，吃音などがあり，骨格系心身症の代表としては慢性関節リウマチが知られている。

a. **筋緊張性頭痛 tension headache**
   - この頭痛の発症には，精神的ストレスと緊張性性格とよばれる対人関係やストレスに対して緊張しやすい性格が関係しているといわれている。
   - このような緊張性性格者がストレスを受けると頭頸部の筋肉に異常な緊張を起こしたり，血管が収縮を起こし，それが2次的に拡張することにより頭痛が起こると考えられている。

b. **書痙 writer's cramp**
   - 書痙は神経，筋肉系に器質的な病変がなく，粗大な筋肉運動にも障害がないのにもかかわらず，書字時にのみ困難が生じる機能性の書字運動障害である。
   - これに類似したものに，ピアニストやタイピストなどにみられる職業性けいれんがある。
   - 本症は緊張時や人前で書字をする場合に症状は増強し，書字時に過度の筋活動がみられ，普通のペンの把持が困難になる。
   - 本症患者の性格には敏感であるが勝ち気，努力家，完全欲の強い傾向がみられ，情緒的な抑制が強い場合に起こりやすいといわれる。

c. **慢性関節リウマチ chronic rheumatoid arthritis**
   - 本症は昔から，情動との関係が深いことが指摘されており，臨床的にも，その発症や経過に精神的因子の影響が大きいことが知られている。

(3) **呼吸器系心身症**
   - 呼吸器系心身症の特徴は，呼吸器が自律，体性という二重の神経支配を受けている点にある。
   - そのため現れてくる病状には，ヒステリーとしての側面と心身症としての側面の二面性がみられる。

a. **気管支喘息 bronchial asthma**
   - 呼吸器系心身症の代表的なものである。
   - 心因性気管支喘息といっても，心因のみで発症するのではなく，アレルギーや感染などの他の因子が関与している場合が多い。
   - 症状の特徴としては，客観的な所見に比して訴える症状がおおげさであ

り，その発症をアレルギーや感染のみでは説明が困難，発作の発現に心理的因子の関与がみられる，催眠により発作を誘発したり，軽減させたりできることなどがあげられる。
  ◇ 性格的には自己中心的，依存的で，抑圧傾向が強い反面，衝動的で自信が欠如しており，適応力に乏しいものがなりやすいといわれている。

b. **過呼吸（過換気）症候群 hyperventilation syndrome**
  ◇ 発作性に呼吸運動を繰り返し，呼吸困難感，酸素欠乏感などの呼吸器症状と，胸内苦悶，心悸亢進などの呼吸器症状を呈し，さらには四肢のしびれ，硬直などの末梢神経筋肉系の症状も示す。
  ◇ この症状は心因性に起こることが最も多いが，脳腫瘍，脳炎，感染，肝障害，副甲状腺機能低下症，てんかんなどによっても起こる。
  ◇ これらとの鑑別は，器質的疾患の否定はもちろんであるが，過呼吸試験（正常呼吸の約2倍の速さで吸気は鼻から，呼気は口から十分に換気を行わせる）で3分間以内に症状を再現させることができるか，炭酸ガス再呼吸（口，鼻を紙袋で覆い呼吸させる）で発作が鎮まるかどうかによって可能である。
  ◇ 性格的に安定しているものでも，強い恐怖，苦悶，疲労，当惑，対人関係の葛藤などがある場合にみられることがある。

(4) 循環器系心身症
  ◇ このなかには，高血圧症や狭心症のように，器質的病変を示すものから神経症の範疇に含まれるものまである。

a. **本態性高血圧症 essential hypertention**
  ◇ 本態性高血圧症は循環器系心身症の代表的な疾患であり，情動因子が自律神経系，内分泌系を介して高血圧の発症に重要な役割を演じていることは広く認められている。
  ◇ しかし，そのほかにも，遺伝素因，細動脈攣縮，レニン・アンギオテンシン系，カテコールアミンなどの多くの因子が関与しているのではないかと考えられている。
  ◇ 高血圧患者には，抑圧された敵意や攻撃性と依存の葛藤があり，強迫

傾向，不安ないし抑うつ的性格傾向などがあるといわれている。これらの傾向は高血圧の発症因子の1つなのか，高血圧の結果としてこのような性格傾向になったのかは，議論の余地があるところである。
　◇ このような性格を有するものは容易に心理的葛藤を起こし，ストレスにさらされやすいことは想像に難しくない。

b. 狭心症 angina pectoris
　◇ 狭心症の素因のある患者に，心電図を着装し，種々の情動ストレスを負荷すると，狭心症の発作を確認できることが多くの学者によって報告されている。
　◇ 精神的ストレスは，脂質代謝，糖質代謝，血液凝固因子に影響を与え，冠動脈硬化を促進させるという報告もある。
　◇ 狭心症や心筋梗塞などの虚血性心疾患を起こしやすい患者はローゼンマン Rosenman らが提唱しているタイプA行動パターンという性格傾向をもっているといわれる。
　◇ この性格傾向は目的あるいは業績のために非常に精力的，努力的，誠実であるが，一面競争心が強く，攻撃的で，怒りの感情を有しており，絶えず行動していないといらいらし，つねに時間に追われているという特徴がある。そのため，社会的なライフストレスが加重しやすいと考えられている。

c. 心臓神経症 heart neurosis
　◇ この病名は，一般的には，心臓に関するさまざまな訴えがあるが，客観的な所見を欠く場合に用いられているので，狭義の心身症のなかに分類されるべきものではなく，不安神経症，または心気症の範疇に分類されるべきものである。
　◇ しかし，臨床的には，心臓神経症の患者が一過性に不整脈を示したりするような場合も見られ，心身症と神経症の間には移行があるので，わが国でもアメリカでも心身症と一括して分類されることが多い。
　◇ 別の側面からの見方によると，心臓神経症は 器官神経症 のなかの代表的なものの1つであるとする立場もある。

(5) 胃腸管系心身症

- ◇ 人間の感情と消化管には密接な関係があり，ストレスにより自律神経系，内分泌系に異常が起こると消化管にもさまざまな機能異常や，さらには器質的変化も起こってくる。
- ◇ 副交感神経緊張状態においては，消化管の運動機能および分泌機能の亢進がみられ，嘔気，嘔吐，腹痛，下痢などの症状が起こってくる。
- ◇ 一方，交感神経が緊張状態になると，消化管の血管系に機能異常が起こり，潰瘍の原因となる。
- ◇ ストレスにより下垂体機能が亢進状態になると副腎皮質が刺激され，胃腸壁に潰瘍を作るとも考えられている。

a. 胃・十二指腸潰瘍 gastro-duodenal ulcer

- ◇ 胃・十二指腸潰瘍の形成に促進的に働く攻撃因子として，塩酸，ペプシンが，潰瘍発生に予防的に働く防禦因子として粘膜や粘液の抵抗性があげられるが，ストレスは攻撃因子を強化させ，防禦因子を弱化させるとしている。
- ◇ 胃・十二指腸潰瘍の発生には最近では，ヘリコバクター・ピロリ菌の関与が認められているが，素因や食習慣の問題，性格のゆがみも増悪因子として働くといわれている。

b. 過敏性腸症候群 irritable bowel syndrome

- ◇ 過敏性腸症候群は，腹痛，ガス貯留などの不定の腹部症状を伴う便通異常（下痢，便秘あるいは便秘と下痢の交代）を主とする。
- ◇ 器質的な疾患が認められず，その診断や治療に心理的な配慮が必要な症候群と考えられている。

症状から，以下の5種類に大別

下痢型	急性の下痢と，しぶり腹をきたす。
下痢便秘交替型	下痢と便秘を交互に繰り返す。
便秘型	老年者の弛緩性便秘と異なる痙攣性便秘である。
ガス型	頻回に放屁（ガス）が出る。呑気症との鑑別が大事。
粘液疝痛病	腹痛を伴って粘液状の便が出る。この型はまれである。

c. 潰瘍性大腸炎 ulcerative colitis
- 本症は臨床的には，血便を伴う下痢，腰痛，るいそう，貧血，発熱などの症状を呈し，大腸の粘膜および粘膜下組織がびまん性に浸される炎症性，潰瘍性の疾患である．
- 病因は不明であり，多くの因子が考えられているが，症状の再発には情動的ストレスが先行している場合が多く，精神療法が有効であるというような特徴がある．

(6) 食行動の異常（摂食障害）eating disorder
- 食行動の異常には，食欲不振，摂食制限（あるいは不食），過食（大食），偏食，異食などがある．
- 心身医学的な問題の関与の大きい食行動の異常には，神経性食思不振症（神経性無食欲症）anorexia nervosa（極端な摂食制限・不食と体重減少）と，過食症（神経性大食症）bulimia nervosa（反復する発作的なむちゃ食いと人為的な嘔吐や下剤の乱用）がある．
- これらの摂食障害の多くは思春期・青年期を中心に発症する．
- その他，欲求不満の代償としての過食が，単純性肥満症 simple obesity の原因となっている場合がある．

(7) 性器・泌尿器系心身症
- この項に含まれる心身症は産婦人科から，泌尿器科領域にわたるものである．
- 産婦人科系のものとしては，全身性に不定愁訴を訴えるもの，局所性に骨盤うっ血や膀胱症状を訴えるものがあり，さらには性的機能障害，性周期に関連して現われる月経異常などがある．
- 一方，泌尿器科系のものとしては，男性のインポテンツ，早漏などの性的機能障害と尿路に関するものがある．

a. 月経異常
- 精神的緊張や驚愕により，月経周期が狂ったり，過小や無月経になることはよく知られている．

◇ 抑圧された良心の呵責や心的外傷体験によって起こる月経困難 dysmenorrhea，精神的ショックや緊張によって起こる頻発月経 polymenorrhea などがある。
　　◇ また，前述の神経性無食欲症の場合にも無月経がほとんどの症例に見られる。
　b. **過敏性膀胱 irritable bladder**
　　◇ 神経性頻尿 nervous pollakisuria とほぼ同じ概念である。
　　◇ 尿所見に異常が見られず，膀胱，その他にも気質的な病変が見られないのに，頻尿，残尿感，尿道部不快感を訴える疾患である。
　　◇ 性交渉をもった相手に性病があったのではないかとの不安とか，愛情欲求不満などが心因になることがある。

(8) **内分泌系心身症**
　　◇ 情動ストレスは，大脳辺縁系－視床下部－下垂体という経路をとり，各種ホルモンを分泌させ，それぞれの内分泌腺に働きかけ，内分泌系に影響を与えている。
　　◇ また，各内分泌腺は上記の経路を経ずに直接，情動の影響を受ける場合もある。
　　◇ 内分泌系の心身症は，確かに情動の関与が大きいが，心因だけで発症することは少なく，体質的素因にストレスが加わって発症したり，すでに身体的な要因によって発症していたものが，ストレスによって増悪する場合が多いと考えられているので，精神療法と平行して身体的な治療もおろそかにしないことが大切である。
　a. **糖尿病 diabetes mellitus**
　　◇ インシュリンは情動ストレスにより分泌が抑制されることが知られている。
　　◇ そのほかに，ストレスにより成長ホルモン，ACTH，副腎皮質ホルモンが増加するので，これらの作用により血糖が上昇することも考えられる。
　　◇ 糖尿病の発症には，心因が直接の原因ではないにしても，その経過や予後に大きな影響を与えていることには異論はない。

◇ また，糖尿病のために2次的に精神症状を示す場合があったり，糖尿病が慢性の疾患であるために，長期間にわたる食餌制限を強いられることがあるので，特に心身医学的なアプローチが必要になってくる。

b. **甲状腺機能亢進症 hyperthyroidisum**

◇ すべての甲状腺亢進症が心身症であるとはいえないが，長期間の情動ストレスにより，程度は軽いが，持続的に甲状腺ホルモンが増加することが知られているように，本症の発症や経過に情動ストレスが関与していることは確かなようである。

◇ また，本疾患は経過中に症状精神病としての精神症状を呈することもあるので注意しなければならない。

(9) **特殊感覚器系心身症**

◇ 特殊感覚器系の心身症に含まれるものには耳鼻咽喉科領域のものと眼科領域のものとがある。

◇ これらの感覚器は，知覚器としての働きとともに，自律神経機構とも密接な関係があるので，その心身症状にはヒステリーの転換機制によるものと心身症機制によるものがある。

◇ このカテゴリーに含まれる代表的なものを上げると，耳鼻咽喉科領域ではアレルギー性鼻炎 allergic rhinitis，メニエール病 Meniere's disease，眼科領域では緑内障 glaucoma，中心性網膜症 chorioretinitis centralis などがある。

2) 神経症について

◇ その主たる症状である不眠や不安感，抑うつ感，いらつき，疲労脱力感といった自覚症状はだれでも多少なりとも感じるものだが，神経症は，これらが過剰に現れ，仕事や社会生活など通常の生活に問題が生じるようになっている。

◇ たとえば，心臓神経症（不安神経症）の患者では，心臓の鼓動が普通より早く感じられ，いつ心臓が止まってしまうかという不安をぬぐい去れ

ず，そのことばかりが頭から離れないために日常生活に支障をきたしてしまう。
- ◇ 神経症の人は身体的に異常がないために，「仮病」とか「根性がない」などと誤解される傾向があり，そのつらさを理解してもらえないためにますます悪化していくこともある。

●臨床類型
1. 不安神経症
2. 恐怖症
3. 強迫神経症
4. 心気症
5. ヒステリー
6. 神経衰弱
7. 離人神経症
8. 抑うつ神経症
9. (一過性) 環境反応 (transient)

(1) **不安神経症 anxiety neurosis**
- ◇ 不安とは対象のはっきりしない恐れであり，追いつめられるような苦しい不愉快な感じで胸内苦悶感，動悸など内科的疾患のある種のものとの身体症状と表面的には区別できない場合もある。
- ◇ 身体的に異常がなく，不安が特に強い場合が不安神経症である。心悸亢進，全身冷感，頻尿，瞳孔散大，めまいなどの自律神経症状を伴う不安が急速に生ずる場合，不安発作という。このような不安発作は反復する傾向にある。
- ◇ 日常生活において　なに気なくやっている行為，書字，談話，演奏などに際して，些細な失敗があったとき，これにこだわり，その失敗の再現を予測して緊張する。
- ◇ 不安発作がまた起こりはしないかとあらかじめ気をまわして不安になる。これらを予期不安という。
- ◇ 発作は突発的に起こったり，持続したりする。不安のきっかけとなった

日常動作に意識が固着すると，それらの動作をやろうと決心するだけでも発作が誘発される。
◇ 再度の行為時に不安が生じ，そのために行為がぎこちなくなり，うまくいかないので，さらに不安になるという悪循環が生ずる。書痙，赤面恐怖，陰萎などもこのような形で起こることがある。
◇ 自信欠乏者，無力者が不安神経症に罹患すると治癒しにくい。
◇ 不安発作時の身体変化が心臓の主観的機能異常の場合，心臓神経症ともいう。
◇ 平常時に発作の予期に悩むので予期神経症ということもある。
◇ 最近の北アメリカの研究から，不安発作が特定の生物学的背景をもつことが確かめられ，不安神経症は急性症状を主体とする panic disorder と持続性の慢性的不安が中心となる generalized anxiety disorder に2分されている。なお panic disorder はその経過中に恐怖症的回避時に広場恐怖を伴うことが多いという（表1-13）（表1-14）。

表1-13 パニック発作（Panic Attack）の診断基準

強い恐怖または不快を感じるはっきり他と区別できる期間で，そのとき，以下の症状のうち4つ（またはそれ以上）が突然に発現し，10分以内にその頂点に達する。

(1) 動悸，心悸亢進，または心拍数の増加。
(2) 発汗。
(3) 身震いまたはふるえ。
(4) 息切れ感または息苦しさ。
(5) 窒息感。
(6) 胸痛または胸部不快感。
(7) 嘔気または腹部の不快感。
(8) めまい感，ふらつく感じ，頭が軽くなる感じ，または気が遠くなる感じ。
(9) 現実感消失（現実感でない感じ），または離人症状（自分自身から離れている）。
(10) コントロールを失うことに対する，または気が狂うことに対する恐怖。
(11) 死ぬことに対する恐怖。
(12) 異常感覚（感覚麻痺またはうずき感）。
(13) 冷感または熱感

(American Psychiatric Association : Diagnostic and Statistical Manual of Mental Disorders, Fourth Edition. American Psychiatric Association, Washington DC, 1994.（高橋三郎，大野　裕，染谷俊幸訳：DSM-IV 精神疾患の分類と診断の手引き. pp161-162,, 医学書院，東京，1995.））

表1-14　広場恐怖を伴うパニック障害（Panic Disorder With Agoraphobia）の診断基準

A	(1) と (2) の両方を満たす。 　(1) 予期しないパニック発作が繰り返し起こる。 　(2) 少なくとも1回の発作の後1ヵ月間（またはそれ以上），以下のうち1つ（またはそれ以上）が続いていたこと。 　　(a) もっと発作が起こるのではないかという心配の継続。 　　(b) 発作またはその結果が持つ意味（例：コントロールを失う，心臓発作を起こす，"気ちがいになる"）についての心配 　　(c) 発作と関連のある行動が大きく変化する。
B	広場恐怖が存在している*。
C	パニック発作は，物質（例：濫用薬物，投薬）または身体疾患（例：甲状腺機能亢進症）の直接的な生理学的作用によるものではない。
D	パニック発作は，以下のような他の精神疾患ではうまく説明されない。例えば，社会恐怖（例：恐れている社会的状況に暴露されて生じる），特定恐怖（例：特定の恐怖状況に暴露されて），強迫性障害（例：汚染に対する強迫観念のある人が，ごみに暴露されることで），外傷後ストレス障害（例：強いストレス因子と関連した刺激に反応して），または分離不安障害（例；家を離れたり，または身近の家族から離れたりしたとき）。

*：広場恐怖が存在しない場合は，「広場恐怖を伴わないパニック障害」と診断される
(American Psychiatric Association : Diagnostic and Statistical Manual of Mental Disorders, Fourth Edition. American Psychiatric Association, Washington DC, 1994.（高橋三郎，大野　裕，染谷俊幸訳：DSM-IV 精神疾患の分類と診断の手引き．pp163-164,, 医学書院，東京，1995.））

(2) 恐怖症 phobia

◇ 観念や思考が特定の対象または状況に集中し，これを強く恐れる場合を恐怖症とよぶ。
◇ 患者自身はそれが実際にはおそろしいものではないことを認識している。
◇ 恐怖症では強迫観念の存在が前提となっている。
◇ 人前にでると，必ず顔が紅潮する赤面恐怖，人に接するのに恐怖を感ずる対人恐怖，尖ったものにおののく尖鋭恐怖，広い場所に出られない広場恐怖，高いところを嫌う高所恐怖，特定の疾病に罹患することを懸念する疾病恐怖，閉所恐怖などがこれに属する。
◇ ICD-10 で phobia は phobic disorder（恐怖性障害）の名称となり，各種恐怖が構造化類別され，広場恐怖 agoraphobia，社会恐怖 socialphobia，特異（単独）恐怖 specific（isolated）phobia，その他と大別されている。

(3) 強迫神経症　obsessive-compulsive neurosis
　◇強迫観念と強迫行為が主症状となっている神経症である。
　＊強迫観念とは
　　・反復的，持続的な観念，思考，心像または衝動
　　・自我とは異質なもの
　　・随意的に産出されたものではなく
　　・意識に自己の意志に反して侵入してくる観念として，無意味あるいは嫌悪すべきものとして体験される。
　◇具体的には，ある特定の思考が不合理と思いつつも繰り返し頭に浮かんで除去できない強迫思考（疑惑癖），せんさく癖などである。
　◇強迫行為とは，その行為を行うことが不合理，無意味なことと知りながらも，行為を繰り返さねば不安になり落ち着いていられない。
　◇手洗いを数回繰り返したり，戸締まりを何回も確かめるなどの形で現れるが，何回やってもその都度不完全にやったと考えて不安に悩む。
　◇寝る前に一定の手順を正確に踏んでからでないと床に入れない就眠儀式などがある。
　◇ICD-10では強迫観念を主なるものと強迫行為を主とするものは亜分類である程度独立した臨床的病態として，明確に区別されることになった。

(4) 心気症 hypochondriasis
　◇劣等感と自負心が不調和に共存し，疲れやすく，気をつかって無駄なエネルギーを消費する。
　◇集中困難，記憶力低下，不決断などに加え，身体症状として，不眠，頭痛，めまい，眼精疲労，心悸亢進，便秘，下痢，食欲不振，性欲減退など，あらゆる身体的不全感が出現する。
　◇身体器官に関する心気的訴えが特定器官に集中すれば心臓神経症，胃神経症，内臓神経症などになる。
　◇些細な身体的不調を紙に書き，それをもって医師を訪れ，細大もらさず報告するような患者も多く，メモ持参者といわれている。
　◇ICD-10で心気症は somatoform disorder（身体表現障害）のなかの

hypochondrical syndrome 心気症候群となっている。

(5) **ヒステリー hysteria**
    ◇ 多種多様であらゆる身体部位に，あらゆるタイプの機能障害が生じうるが，好発するものには，次のようなものがある。
  1) 運動障害：異常運動と麻痺がある。
      ◇ 異常運動は頭部，四肢，躯幹に舞踏病様運動，振戦などがみられる。
      ◇ 麻痺は全身麻痺，片麻痺，対麻痺，単麻痺などいろいろな型があるが，四肢麻痺が最も多い。
      ◇ 特徴として解剖学的原則によらない機能上まとまった筋肉群，たとえば歩行筋群，発声筋群などに麻痺が生ずる。
      ◇ 直立歩行ができなくなる失立失歩 astasia-abasia や音がまったく出なくなる失声 aphonia, Aphonie も生ずるが，不合理で神経学的客観所見を欠いている。
  2) けいれん発作：全身性けいれん発作のこともあり，身体の一部に限局したけいれん発作のこともある。
      ◇ 全身けいれん発作はてんかんと異なって不規則，複雑で，周囲の状況に影響を受けて強さの程度が変化し，持続が長く，意識消失が起こらず，瞳孔障害，尿失禁，咬舌，Babinski 反射なども生じない。
      ◇ 反弓状の強直けいれん（弓なり緊張 opisthotonus）もしばしば生じる。
      ◇ また身体の一部，すなわち上・下肢，手，顔面筋，頸筋などに限局したチック様運動の認められることもある。
  3) 知覚障害：完全脱出のことも鈍麻のこともある。
      ◇ 出現部位は，全身，半身，身体の一部と一定しないが，解剖学的原則に合わない手袋型，長靴型のような知覚障害のみられることが特徴である。
      ◇ その他身体各部のしびれ感，異常感，自発痛，圧痛などもあるが，特に頭に爪を立てられるような頭痛，心窩部より喉頭にピンポン球のようなものが，次々にこみあげて息がつまる感じなどが認められる。
      ◇ 視力消失（ヒステリー性盲），視野狭窄，聴力消失（ヒステリー性聾），味覚脱出などもある。

◇ 視野狭窄は特徴的で，2〜3回連続して測定すると，次第に視野が狭くなること（らせん状視野狭窄）や，同心円状視野狭窄がみられる。
  ◇ 知覚機能の減弱または消失に加えて幻覚が生ずる場合もある。特に幻視が多い。過去の印象的な情景が再現したりする。
 4) 自律神経症状：発赤，蒼白，発疹，発熱，食欲不振，嘔吐，下痢などがしばしば生ずる。

● 精神症状
 1) もうろう状態：意識の狭窄を主とするが，多少の混濁も伴う。
  ◇ 意識野が狭くなるばかりでなく，意識の変容も加わるため，後になってもかぎられた範囲内のことをぼんやりしか覚えていない。
  ◇ この状態にあるときは自己の言動・行動についての抑制や反省が認められない。
  ◇ また，幻覚特に空想的幻視，場面的幻視を伴うことがある。
  ◇ 家出・徘徊・旅行・窃盗などを行うこともあるが，自己の行動の異常性に全然気づかない。
  ◇ 一見整然としているので，平素の性格を知らない者の眼には，尋常とみられることもまれならずある。
 2) ガンザー症候群 Ganser's syndrome：痴呆の真似をしているようにみえる状態である。
  ◇ 口を開いてとぼけた顔貌をし，ことさらに馬鹿な動作をするので，偽痴呆 Pseudodemenz ともいわれる。
  ◇ 簡単な質問に対しても間違った的はずれ返答をする。すなわち，牛の足は何本かの問いに3本と答えるなどわざとらしい点が多い。
  ◇ また幼児のような発音で甘えた口調で話をし，玩具や絵本を喜び幼稚な態度をとる。これを幼児症 puerilism という。
  ◇ 囚人を独房に拘禁したときにもこのような状態が好発する。この場合は，拘禁反応または拘禁精神病とよばれる。
 3) 昏迷 stupor：自動性運動も反応性運動も消失した状態で摂食や排便もない。
 4) 二重人格 double personality：ジキル博士とハイドのように，同一人に2

人またはそれ以上の人格が交互に出現して，互いに独立して活動する現象で，Aの人格のときはBの言動を，Bの人格のときはAの言動をまったく記憶していない。
5) 健忘 amnesia：過去の一定期間，まれには全生活史の記憶が失われることがある。
   ◇ 不快な感情を伴う事件（たとえば失恋や性的暴行）があると，それ以前にさかのぼる逆行性記憶喪失が生ずる。
   ◇ 不快な記憶だけを喪失して思い出せないこともある。

(6) **神経衰弱 neurasthenia**
   ◇ 強迫神経症やヒステリーのように中心になる症状をもたないが，心身の過労を基盤にして起こってくる反応で，時が経過し，動機が意識されなくなっても神経機能低下の症状が持続するものをいう。
   ◇ この型の神経症は実際には非常に多いものに違いないが，この症状だけで医療を受けることはほとんどない。
   ◇ 症状が単純，未分化で，ただの疲労に似るため，神経症の1型とすることを認めない学者も多い。
   ◇ 疲労感と焦燥感が中心で，疲れやすく，意欲に乏しく，睡眠障害を伴い不機嫌，敏感でいらいらしている状態が続く。
   ◇ 人格の崩れはみられず病感があって苦しむ。
   ◇ 身体症状として頭重，手足の冷感，音や光に対する過敏，眩暈，血圧低下，性欲減退，神経性下痢，便秘，食欲不振，心悸亢進など特定の器官との親和性のない種々の身体的特徴が出現する。
   ◇ 発生の原因が除かれると比較的短期間のうちに回復する。
   ◇ なかには次第に人格面の変化が生じてくるものがある。このような場合には統合失調症（精神分裂病）との鑑別が問題になる。
   ◇ 心気症との区別もむずかしい。心気症は比較的なりやすい性格気質があるが，神経衰弱では，そうした基盤がはっきりしない。
   ◇ 持続的な，主観的心身疲労感が恒久的に続くと，人格障害との鑑別も問題となる。

(7) 離人神経症 depersonalisation neurosis

- 離人神経症というのは，自己の存在の非現実感と環境からの疎隔感を主症状とし，その他の精神病的症状や人格水準の低下を示さない神経症の1型であるが，他の精神障害の部分症状として出現するときは，離人神経症と診断しないのが原則である。
- 自己精神に関する変容感を狭義の離人症（情感消失 desanimation），身体や外界に関するものを現実感消失 derealisation として区別することもある。
- 自分自身に対して，自分の身体に対して，周囲の環境に対しての知覚体験の実感を喪失し，知的な理解は可能であるにも関わらず，それに感情が伴わず，「感情がなくなった」，「自分とまわりの世界が厚いガラスで遮断されているようだ」などと表現する。
- 離人神経症においては，上記の狭義の離人体験の他に種々の精神機能の衰弱を訴える。
- たとえば思考の貧困化，記憶の減弱，感情の欠如，二重人格，興味の減退，自動感情などである。
- 時間や空間の感覚も変わる。
- 夢の中では離人症状が消失していることが多い。
- 症状が極端になると空虚状態に陥り，むしろ症状をあまり訴えないようになる。
- 既視感 dejavu あるいは未視感 jamais vu 体験を伴うことも非常に多い。
- 離人神経症の経過や予後も素質や環境要因によって異なるが，一般に強迫神経症とともに慢性に持続し，治りにくい神経症である。
- 発症に先立ってエネルギーの消耗がみられる。たとえば身体の酷使，または疾患などによる疲弊か，あるいは対人関係の困難などの緊張状態が一定期間続くことが誘因となる。
- 直接の契機としては，心理的要因として愛情遮断や愛する人との死別，あるいは自己の希望の断念を余儀なくされることが問題となる場合が多い。
- 離人神経症が情緒的緊張の後で出現することが多いことから，エネルギ

一論的考え方がある。心理的エネルギーの衰弱が，心理的緊張低下をきたし，現実機能の減退を生ずるが，その自覚的な臨床表現の1つが離人症状であるとする。
- 離人神経症は女性例でやや多い。
- 年齢的には発症は15〜30歳に多い。それ以後のあらゆる年齢にわたってみられるが40歳を過ぎるとまれとなる。
- 病前性格としては一定のものはない。また素質に加えて幼児期の生活史上の心理的不安定要因も関与する。
- 離人症状をきたす精神疾患と，これのみを主徴とする離人神経症の区別が重要である。当然統合失調症初期にみられる世界変容感など妄想的性格を帯びたものは離人神経症には含ませないが，密接な関係のあることは否定できない。また離人症状は統合失調症においては初期，回復期に一過性にみられ，疾患が重篤になると消失することが鑑別の助けとなろう。
- その他，うつ病，他の型の神経症の部分症状として出現する。身体的なものに対する訴えが主体をなす場合，心気症との鑑別が困難になる場合がある。
- 出産後，発熱時，低血糖状態，肺炎，薬物中毒，脳血管障害時にもまれにみられ，正常でも高度の疲労時に出現するので，単に離人症状がある時期に存在することのみで，離人神経症と診断してはいけない。

(8) 抑うつ神経症 depressive neurosis
- うつ状態を主症状とする神経症である。
- 多くは憂うつになるような動機，たとえば肉親の死，親しい人との別離，失恋，失職，左遷など自分の意に満たない結果の現れた場合に引き続いて起こる（抑うつ反応 depressive reaction，あるいは反応性抑うつ reactiondepression）。
- より性格要因の強いものがあり，幼児期からの精神的葛藤状況から次第に発展した抑うつ症状が契機となるような些細な事件をきっかけとして臨床的表現型としてめだってきたことを重視してよいような場合もある（神経症性うつ病 neurotic depression）。

- ◇ 反応性抑うつの中心症状は抑うつ感情であるが悲哀感も強い。
- ◇ しかし内因性うつ病のような深刻さはなく，思考や欲動に現われる抑制も比較的少なく，むしろ刺激性，過敏性が見られ，その時々の状況に反応して不機嫌となる。
- ◇ 早朝覚醒，気分の日内変動，食欲や性欲の減退なども認められないことが多い。
- ◇ 劣等感，絶望感，厭世感を訴え，自殺企図もみられる。日常生活に気力がなく，やることが上の空であるが，現実との接触は比較的良好で，深い自責感，罪業感は少なく，むしろ被害念慮が強い傾向にある。
- ◇ 一方，幼少期の抑圧された神経症性の葛藤に原因が求められるような場合は，多くの場合親子関係は障害され，はっきりした抑うつ症状の出現までに，自己不確実感，不安など一連の神経症的症状が長期間前駆する。
- ◇ 抑うつ神経症では，誘因のあったときから日が経つにつれて治癒していくが，病前性格に問題があるものでは慢性化しやすい。
- ◇ ICD-10では気分変調症などの感情障害に大部分が含まれることになり，一部は適応障害のなかの遷延抑うつ反応に区分される。

(9) (一過性) 環境反応 (transient) /situational reaction
急性ストレス反応　acute reaction to stress
- ◇ 環境が激変したとき，すなわち戦争，地震，大火災のような場合にみられる。
- ◇ 驚愕，恐怖などの激しい情動体験は自律神経系と精神機能に甚大な変化を及ぼす。
- ◇ 自律神経系の変化は顔面蒼白，心悸亢進，冷汗，頻脈，振戦，脱力，尿失禁などで，精神機能障害は軽度なものとしては，合理的な思考力・判断力が低下する。
- ◇ うろたえた行動をし，被暗示性が亢進して群集心理に駆られて短絡行動に赴く。
- ◇ 高度になると驚愕精神病と呼ぶのがふさわしいような精神障害を示す。

◇ 興奮を伴う意識混濁を招来し，夢幻状態，もうろう状態，せん妄状態を示す。
◇ せん妄状態では幻視が出現する。
◇ 不安，興奮が著明となり，無目的な急激な運動を繰り返す場合は，追いつめられた小鳥が篭のなかで暴れ狂う状態に似ており，運動暴発とよぶ。
◇ さらに極端になると昏迷状態に至り，自発運動がまったく消失する。とらえられた昆虫が反射的に無動状態となり，死を装うのに似ているので死態反射 feigned death reaction という。
◇ このような状態は急激な大災害の場合，すべての人に多少ともみられるが反応の程度は個人差がある。人間以外の生物にも共通してみられる反応なのでまとめて原始反応とよぶこともある。後に健忘を残すこともある。
◇ 情動麻痺 emotional paresis とは，自己が危険な状況にあるにもかかわらず，いっさいの情動体験を喪失することであるが，知覚，思考などは保たれているので，限界状況における適応の一種と考えることもできる。
◇ 急性ストレス反応の経過は短く数週を越えることはない。
◇ 心身の安静を守ることで自然に回復する。

適応反応 adjustment reaction

◇ 急性ストレス反応より引き続く。
◇ 2〜3カ月の期間存続するが，症状は軽度で，ストレスに打ちのめされた個体が精神的に立ち上がることがまだできない状態である。
◇ 抑うつ的色彩が濃ければ悲嘆反応 grief reaction という。
◇ 不安・恐怖症状が主体となることもある。小児が母親との病的分離不安のある場合や，言葉のよく通じない外国旅行中にトラブルを生じたような場合である。攻撃的，反社会的行動障害がめだつ思春期の反応もここに入れる。
◇ 適応反応とは，圧倒的な急性または亜急性の環境ストレスに耐えられなくなったときの個体の示す反応であり，ストレス要因の消退とともに改善することが共通し，主として成人に達するまでの年齢で認められる。

3) うつ状態 depressive state（うつ病 depression）

- ◇ 抑うつ状態では朝より気分がすぐれず，何事にも意欲がなくなり，物事を悲観的にばかり考え，判断や決断ができにくくなる，疲れていても熟睡できない，食欲などがない，といった症状が現れる。
- ◇「食欲低下」，「不眠」，「全身倦怠感」の3つが揃えば，うつ病をまず疑い治療への導入をはかる。
- ◇ 精神症状としては，抑うつ気分，思考の制止，意欲の減退が特徴であり，早期覚醒型の睡眠障害，食欲減退，体重減少，性欲減退などの身体症状を伴いやすい。
- ◇ 臨床上きわめて重要な問題は自殺である。
- ◇ 症状には日内変動をみることが多い。

a. 発病と初期症状

- ◇ 大部分は徐々にはじまるが，まれに比較的急速に発病することもある。
- ◇ うつ状態の場合は，心理的誘因や心身の過労，あるいはさまざまな状況因に引き続いての発病が少なくない。
- ◇ 最初の症状が身体的不調や，身体感覚の異常（身体違和感あるいは体感異常）の訴えであることが多い。すなわち，漠然とした不快感・倦怠感とともに，不眠，頭重，肩凝り，腰痛，動悸，胃部や心臓部の圧迫感，食欲不振，視力の低下などを自覚し，大部分の患者はまず他の診療科へ訪れることが多い。
- ◇ そうこうしているうちに，憂うつ感，悲哀感，あるいは焦燥感，また仕事をするのが億劫になり能率低下・記憶力減退・注意力減退の自覚とともに，劣等感や自責傾向が強まってくる。
- ◇ 最初のうちは，患者も努力して努めて元気を出そうとするし，家人も気分の転換をすすめたり，勇気づけようとするが，抑うつ感情が次第に増強し，深刻な自殺念慮も出現するようになる。なお，ときには，突然の自殺企図によってはじめて周囲や家人にその異常が気づかれることがある。そうでなくても，精神運動抑制があまりめだたない病初

期などには自殺念慮が強くなると実行されやすい。
- ◇発病の初期，あるいは軽症の場合は，すべてのものに生気が感じられず，あらゆるものに興味を失い，自分がよそよそしく感じられ，現実感の消失に悩むことがある。また強迫観念がめだつこともある。

b. **感情の変化**
- ◇抑うつ気分が起こり，自我感情が低下する。すなわち深い悲しみを感じ，何物にも喜びを感じることができず，見るもの聞くものが悲哀に結びつき，将来に対する希望ももてず，暗澹たる気分，絶望感に襲われる。
- ◇自信が喪失し，強い劣等感を持ち，過去の些細なことをくよくよ考え，容易に自責的となり，「取り返しのつかないことをしてしまい家族や上司に申しわけがたたない」と罪業感をもつようになる。
- ◇無力・無能感とともに，寂寞として厭世的にもなりやすいし，身をもだえて動きまわるような不安・苦悶・焦燥を伴うこともある。
- ◇以上のような抑うつ気分は，一般に朝方に著しいのが特徴で（morning depression），夕方になると軽快することが多い（日内変動）。
- ◇抑うつ気分や悲哀の感情は患者の表情や態度にもよく現われる。顔つきは元気がなく，憂いに満ち，あるいは無表情となり，溜息をつき，意気消沈して打ちしがれた態度がみられる。声も低く，小さく，抑揚がない。全体的に若々しさや張りがなく，年齢よりも老けた印象を与える。

c. **思考の変化**
- ◇抑うつ気分とともに，思考の進み具合が緩慢になり，難渋し，進行にブレーキがかかったように抵抗を感じ，考えが頭に浮かばない（思考制止）。
- ◇口数が少なくなり，常日頃なんでもなくしていたことに何時間もかかるようになる。
- ◇記憶や計算も渋滞し，すばやく判断を下すことができない。

- ◇ 思考内容は悲観的，厭世的，虚無的であり，劣等感が強く，自責的となる。
- ◇ 抑うつが高度になると妄想的解釈が出現することがある。
  - ・「不治の病にかかりもういくばくも生きていられない。」（心気妄想）
  - ・「とんでもない誤ちをおかしたから処罰を受けなければならない」（罪業妄想）
  - ・「財産をすっかり失ってしまったから病院なぞには入院していられない」（貧困妄想）
  - ・「自分は生きていく値うちのないつまらぬ人間だ」（微小妄想）
- ◇ ときに，関係妄想や被害妄想をもつことがあるが，うつ病の場合は，非難されるのも自分がだめな人間だから，というように自責感や劣等感を基盤にして解釈する。
- ◇ 一般にうつ病患者にみられる妄想は，その感情状態から了解できる内容である。

d. 意欲の変化

- ◇ 意欲が低下し，自発性が減退し，精神運動制止の状態が特徴である。
- ◇ 患者の行動は不活発，緩慢になり，口数が少なく，声が低くなる。
- ◇ なんでもないような日常の動作も億劫になり，長時間かかり，努力しないとできない。
- ◇ 他人との接触をさけるようになり，外出をきらい閉居しがちになる。
- ◇ 精神運動制止が高度になると，発語や行動がほとんどなくなり，無表情で就床したままのようになる（うつ病性昏迷）。
- ◇ また，精神運動制止はそれほどでもないが，高度の抑うつ感情とともに激しい不安や苦悶を示し，いらいら動きまわり，興奮して器物を破損したり，自他に傷をつけたりする状態（激越性うつ病）をみることがある。

e. 自殺念慮，自殺企図
　◇自殺念慮はきわめて重要な症状であり，病状がある程度進めばたいていの患者にみられる。
　◇悲観・自責・絶望の念慮のため，たえず自殺を考えるようになり，実行に移すこともまれではない。
　◇自分だけではなく，親（ことに母親）が幼児を殺害してから自殺をはかったり，一家心中を企てることもある。
　◇自殺企図は，うつ状態がはなはだしく精神運動制止の強い時期より，むしろ発病初期や回復期にみられやすい。

f. その他の精神症状
　◇意識は一般に清明である。
　◇記憶障害を訴えたり，思考停止や精神運動制止のため，記銘・計算・判断などの低下をみることがあるが，本質的な知能障害はない。
　◇心身の不調に対する病感があるが，病識は通常欠如している。

g. 身体症状
　◇うつ状態には身体症状を伴うことが特徴であり，その多くは自律神経症状である。
　◇身体症状が前景に立ち，抑うつ気分などの精神症状がめだたないものを仮面うつ病 masked depression という。
　◇なお，身体症状は朝方に強く夕方に軽快するという日内変動を示すことが多い。

睡眠障害：ほとんど必発の症状
　◇入眠障害（寝つきが悪い），熟眠障害（眠りが浅く夢をよく見る），早期覚醒（夜中や早朝に覚醒してしまいその後寝つけない）のいずれの型もみられる。
　◇特に早期覚醒型の睡眠障害が特徴的。すなわち，一応寝ついても間もなく覚めてしまい，眠れないままに悶々とし，起床時の気分が重いという型である。

◇ ときに過眠（いつまでたっても眠くて起床できない）が起こることもある。

疲労・倦怠感，身体違和感，体感異常：易疲労性，倦怠感，無力感，エネルギーの喪失感がよく起こる。
◇ 頭痛・頭重，肩凝り，背痛，胸痛・胸部圧迫感，関節痛，自律神経性の発汗，口渇，めまい，耳鳴り，頻尿を訴えることが多い。
◇ また，このような身体的不調の自覚は心気傾向に結びつく。

消化器症状：食欲減退も必発の症状である。
◇ 食べてもおいしくないし，胃部の不快感を訴える。
◇ 嘔気・嘔吐，便秘，ガス症状，胸やけ・げっぷ，口内異常感などがよくみられる。
◇ 著しい体重減少も起こりやすい。
◇ まれに多食傾向を示すことがある。

生殖器症状：性欲減退がよくみられる。女性では月経異常（不順ないし停止）を伴いやすい。

4）燃えつき症候群

◇ 全速力で突っ走って，心的エネルギーを使いはたして灰のようにまっ白に燃えつきて無気力になってしまう。このような状態を燃えつき症候群と呼ばれることがある。
◇ 仕事に打ち込んでも期待する成果が得られず，失望してしまう場合や，壁にぶつかっても大きすぎる目標に押しつぶされてしまう場合に起こりえる。
◇ 有能で上昇志向の強い人や仕事中毒の人，頑固で周りを無視して突っ走ってしまう人，世渡りがヘタな人などは要注意。
◇ このような人は慢性的にエネルギーを使い過ぎた結果，極度の心身の疲

労と感情の枯渇を起こし、卑下、仕事の嫌悪、思いやりの喪失などが見られ、不安やイライラ、悲哀感、自尊心の低下といった情緒的ストレスや上気道感染、息切れ、胃腸障害、頭痛、睡眠障害といった心身症的症状、夫婦間や家族間の問題などが生じることもある。

5）いわゆる職場不適応

- ◇ 職場にうまく適応できなくなり、出社拒否となり無断欠勤を重ねていくような状態に陥る。
- ◇ 職場側の要因と個人側の要因とが合わなくなることが原因で職場への適応が困難となる。
- ◇ しばしば抑うつ症状や心身症の症状を伴うことがあり、そのため出勤困難を訴えるケースが多い。
- ◇ 職場不適応には、まじめ人間タイプとドロップアウトタイプの2つの型に分類できる。

①まじめ人間タイプ

- ◇ 責任感が強くまじめで几帳面だが融通性に欠け、人付き合いはヘタ。
- ◇ 趣味といえば仕事、というような人が、プロジェクトリーダーになったり、中間管理職に昇進した時は要注意。
- ◇ リーダーシップが発揮できず、上と下の板ばさみになったり、実績が上がらない、同僚が先を越して昇進したりすると、自分の立場や将来が不安になってきて、自己嫌悪や劣等感より出社することが怖く出社困難となる。

②ドロップアウトタイプ

- ◇ お人好しだが小心で消極的、自主性や社会性が不十分の人や、気ままで意志が弱いが自尊心は強く協調性に乏しく挫折体験が少ない人などに多く見られる。
- ◇ 職務能力、体力、職場の人間関係などで同僚より劣る時に、自分の職務を果たせなくなりイライラしたり孤立感を募らせると、生活リズムが変動したり軽微な体の変調を契機として欠勤するようになる。

◇ 出勤しようという気持ちは強く，夜になると明日からは出勤しようと心に誓うが，朝になると出勤することがつらくなったり，長期欠勤しても内閉的，ヤケクソ的な態度を取るなどの特徴がある。

　人は日常生活の中で，気にならないものから病気になるほど重いものまでさまざまなストレスを受ける。人がストレスを受け，ある一定レベルを超えた場合，勤怠不良や飲酒問題や，心身症としての身体の病気や，うつ病などの精神科的な病気が出現・増悪する。職場や家庭などの環境要因と性格や体質（個人の脆弱性）など本人に特有の個人的要因にもとづき，ここに取り上げた諸病態から，いわゆる3A（事故：Accident，アルコール依存症：Alcoholism，無断欠勤：Absenteeism）にいたるまで，様々な職場不適応が職場ストレスに密接に関係しておこる。ストレスコーピングの改善やストレスの関与を和らげることが不適応状態の改善や病気の治療にも大切であり，心身医学的アプローチでの難易度に差は当然あっても，個人要因と環境要因を的確に評価し，心理面接，環境調整，リラクセーション，薬物療法などを併用してアプローチする心身医学的治療がこれら職業ストレス関連健康障害の対応にも適している。

第2章

1. 職場におけるメンタルヘルス・ケア

　現在，心のメンタルヘルスの問題が，個々の労働者，その家族，事業者，社会全体に与える影響は，第1章で取り上げた以外の，以下のような指摘事項からみてもきわめて大きいものがある。

➤ 国民生活基礎調査によると，平成10年6月1日現在，我が国の15歳以上の有職者1,000人中，精神・神経の治療のため通院していた者の人数は，精神病1.9名，神経症3.5名で，全体の1％強となる。（厚生省，2000）
➤ 厚生省の患者調査によると，平成8年中の20歳〜64歳の精神障害の患者数は133万5千人であり，20歳〜64歳の人口78,919,000人で徐した精神障害による受診率は，約1.7％に達している。（厚生省，1999）
➤ 労働省の実施した「労働の場におけるストレスおよびその健康影響に関する研究」では，1ヵ月以上の疾病休業の理由の15％程度が精神障害となっている。（小林，川上他，2000）
➤ 平成10年には，管理職および被雇用者の自殺者数の合計が8,673名となり，（表2-1）にみるように急増している。（平成11年版　警察白書）
➤ 業務による心理的負荷を原因として精神障害を発病し，あるいは自殺したとして労災請求が行われる事案が，（表2-2）にみるように近年増加している。

表 2-1　最近の自殺者数の推移（人）

	昭63	平元	平2	平3	平4	平5	平6	平7	平8	平9	平10	平11
管理者	362	335	355	382	371	422	407	411	478	516	713	728
被雇用者	5,487	5,108	4,925	5,144	5,394	5,416	5,214	5,333	5,374	5,696	7,960	7,890
計	5,849	5,443	5,280	5,526	5,765	5,838	5,621	5,744	5,852	6,212	8,673	8,618
国民全体	23,742	22,436	21,346	21,084	22,104	21,851	21,679	22,445	23,104	24,391	32,863	33,048

資料：警察庁

表 2-2　精神障害の労災補償状況の推移

	年度	平2	平3	平4	平5	平6	平7	平8	平9	平10	平11
精神障害	請求件数	3	2	2	7	13	13	18	41	42	155
	認定件数	1	0	2	0	0	1	2	2	4	14
うち自殺（未遂含む）	請求件数	1	0	1	3	5	10	11	30	29	93
	認定件数	1	0	0	0	0	0	1	2	3	11

注：認定件数は当該年度に請求されたものとは限らない（厚生労働省労災補償部補償課による）

➤ 最近では，業務による心理的負荷を原因として精神障害を発病し，あるいは自殺したとして遺族が企業側に「会社には，社員が疲労やストレスが過度にたまって心身の健康を損なうことがないようにする義務がある」として安全配慮義務違反などとして民事訴訟をおこした事例も知られている。

A.「心理的負荷による精神障害等に係る業務上外の判断指針」より

　このような状況を背景に，平成11年9月14日に労働省より「心理的負荷による精神障害等に係る業務上外の判断指針」（**資料1**）が策定・公表され，業務による心理的負荷，業務以外の心理的負荷，個体側要因について評価し，精神障害の発病との関連性を総合的に判断する指針が示された。
　職場のメンタルヘルス・ケアにあたっては，この指針は業務に起因して精神障害もしくは精神的なダメージを生ずるということは，どういうことであり，

企業が最低限守らなければなならいメンタルヘルスの基準を示したものとも理解される。これまで精神的な障害の発生については、複雑な要因が相互に絡み合うと考えられるため、なかなか明確な判断を行うことが難しかったが、この指針が示された年度以降、精神障害の労災補償請求件数および認定件数が飛躍的に伸びている。(前出表2-2)

本指針ではストレス要因としての具体的なイベントを31項目挙げ、その内容に合わせて、心理的負荷の強度をⅠ～Ⅲにわけており、これらの状況を調査して強度の修正を加え、さらに職場のメンタルヘルス・ケアにあたっても重要な「出来事に伴う問題、変化への対処等」を重要な視点として加えている(資料1)。ここでは、仕事量(労働時間)、仕事の質や責任(内容、責任、経験、適応能力との関係など)、仕事の裁量性の欠如、職場の物的人的環境、会社の講じた支援の具体的内容および実施時期などの項目が並んでいるが、ここで、最も重視している点は(1)長時間労働の有無、(2)会社の講じた支援、の二点が指摘される。

B. 長時間労働の問題について

指針でも指摘されている「極度の長時間労働、たとえば数週間にわたり生理的に必要な最小限度の睡眠時間を確保できないほどの長時間労働により、心身の極度の疲弊、消耗をきたし、それ自体がうつ病等の発病原因となるおそれのあるもの」同様に「恒常的な長時間労働」でも次のような点でストレス要因となることが指摘されている。

➢ 睡眠時間が不足し疲労の蓄積が生ずる。
➢ 長時間に及ぶ労働では、疲労し低下した心理・生理機能を鼓舞して職務上求められる一定のパフォーマンスを維持する必要があり、これが直接的なストレス要因となる。
➢ 就労態様による他のストレス要因(物理・化学的有害因子を含む)に対する曝露時間が長くなる。
➢ 生活時間構造の中での休息やレクリエーションの時間が制限される。

脳・心臓疾患の認定基準に関する専門検討会報告書にも，脳・心臓疾患の発症と労働時間または残業時間に関する報告（表2-3）も示されており，長時間労働による影響としては，以下のような Bio-Psycho-Social な障害としての影響が指摘されている。

表2-3 脳・心臓疾患の発症と労働時間又は残業時間に関する報告

平均労働時間又は平均残業時間	観察期間	調査内容と結果					報告者
		疾病	調査項目	調査方法	結果	有意性	
1日10時間以上の労働	3年	高血圧症	労働時間ライフスタイル	追跡調査	1日10時間未満労働に対する1日10時間以上の労働のハザード比0.54と低下	あり	中西範幸ら（1999）18)
1日10.9時間の労働月277時間の労働	発症前10年間	心筋梗塞	ライフスタイル	症例対照研究	1日の勤務時間9時間の対象群に対し，患者群10.9時間 月221時間労働の対象群に対し，患者群は277時間	あり	志渡晃一（1995）19)
1日11時間以上の労働	発症前1ヵ月	急性心筋梗塞	勤務時間，リスクファクター，身長，体重等	症例対照研究	1日7〜9時間の勤務に対し，11時間を超える長時間勤務はオッズ比2.44（7時間以下の短時間勤務はオッズ比3.07）	あり	Sokejima.Sら（1998）15)
1日11時間以上の拘束	2.8年	脳・心臓疾患	勤務状況，自覚症状	追跡調査	「長時間拘束（1日の拘束時間が11時間以上）」のハザード比（他の因子の影響を補正した脳・心臓疾患発症の相対危険度）2.7	あり	内山集二ら（1992）20)
週61.3時間の拘束			労働時間，自覚症状	長・短時間労働群の比較	50歳代で長時間労働群（61.3時間の拘束）が短時間労働群（56.5時間の拘束）より収縮期血圧が有意に高い	あり	Iwasaki.Kら（1998）14)
週60時間以上の労働		若年心筋梗塞	持続情動ストレス	患者調査	患者の46%が症状発現前に長期に渡り週60時間以上の労働	あり	Russek.Hら（1958）16)
週60時間以上の労働	1年半	高血圧症	職業性ストレス	症例対照研究・追跡調査	新規高血圧症発症者のオッズ比2.2	あり	上畑鉄之丞ら（1994）21)
					新規降圧剤服用者のオッズ比2.0	あり	
月50時間以上の残業	1年半	高血圧症	職業性ストレス	症例対照研究・追跡調査	新規高血圧症発症者のオッズ比1.5	なし	
					新規降圧剤服用者のオッズ比3.2	あり	
月60時間以上の残業			24時間血圧変化	症例対照研究	月30時間以下残業群に比べ血圧上昇あり	あり	Hayashi.Tら（1996）13)
月96時間の残業			24時間血圧変化	同一人の調査	43時間残業の月に比べ血圧上昇，睡眠時間短縮あり	あり	
月100時間以上の残業			疲労自覚症状	アンケート調査	睡眠不足の訴え50%以上		産業疲労ハンドブック（1995）22)
	6ヵ月	急性心筋梗塞	勤務状況，生活習慣	症例対照研究	労働時間，残業時間，休日の取り方について，対照群（健常者）との間に有意差なし	なし	吉田秀夫ら（1993）23)

脳・心臓疾患の認定基準に関する専門検討会報告書より
H.13.11.16.
脳・心臓疾患の認定基準に関する検討会

身体的影響
● 虚血性心疾患，高血圧，血圧上昇などの心血管系への影響，過労死（過労死についての相談事例203例中64.5％にあたる131例で週60時間以上の労働時間，月50時間以上の残業，半数以上の休日出勤が認められた。(Uehata,1991))，交感神経機能の亢進や副交感神経機能の抑制などの自律神経機能への影響（Kobayashi, Kageyama, 1997)，肥満や身体不活発，コレステロール高値などと関連して生活習慣病のリスクを高める可能性あり

精神・心理的問題
● 抑うつ，燃え尽き，睡眠障害など

行動上の問題
● 喫煙，飲酒問題，薬物飲用，事故など

　労働時間と業務量および健康との関係を，堀江が図2-1に示した次のような説明は概念的に理解しやすい。
　なお，労働者の長時間労働による健康影響において，業種，就業形態，休憩時間のとり方，裁量労働制の労働時間管理の問題や，交代勤務や男女差による

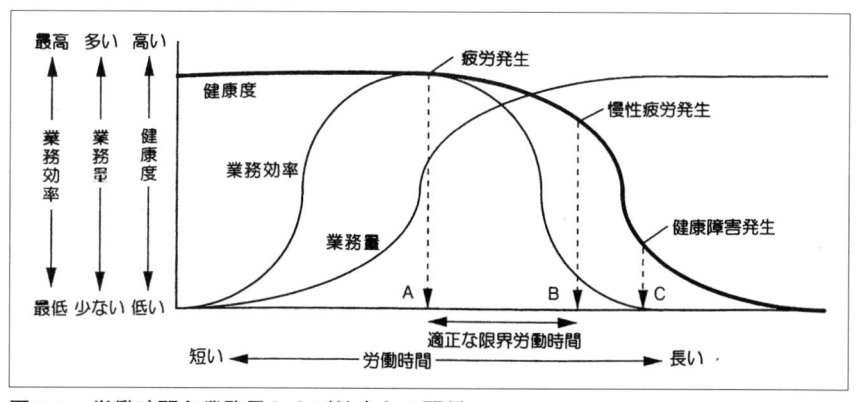

図2-1　労働時間と業務量および健康との関係
　　労働時間が長くなると，業務量は増加するが，どこかで疲労が発生し業務効率が低下する時点（A）があり，やがて1日のリズムでは疲労を回復し得ない慢性疲労が生じる時点（B）を経て，さらに健康障害に陥る時点（C）に進む。この考え方によれば，時間の関数である業務効率が最大となってから慢性疲労が発生する前までの業務量がその労働者の現実的な目標であり，AからBまでが適正な限界労働時間と言える。

影響,個々の労働者の能力・体質などの個体差などもあり,一概に労働時間と健康との関係や,適性労働時間に関して断定できるものではないが,これまでの知見から,週あたりの労働時間が50時間を超えるような状況下では,種々の影響が顕在化する可能性が高いと指摘されている。また,平成14年2月12日付基発第0212001号厚生労働省労働基準局長通達「過重労働による健康障害防止のための総合対策について」(**資料3**)によれば,「(前略)…発症前1ヵ月間ないし6ヵ月間にわたって1ヵ月当たりおおむね45時間を超える時間外労働が認められない場合は,業務と発症との関連性が弱いと判断されるが,おおむね45時間を超えて時間外労働時間が長くなるほど,業務と脳・心臓疾患の発症との関連性が徐々に強まるものと判断されること…(途中略)…発症前1ヵ月間におおむね100時間を超える時間外労働が認められる場合または発症前2ヵ月間ないし6ヵ月間にわたって1ヵ月当たりおおむね80時間を超える時間外労働が認められる場合は,業務と脳・心臓疾患の発症との関連性が強いと判断されること…(後略)…」と明記されておりメンタルヘルス・ケアにあたり,このあたりが一つの目安になる。

C. 事業場における労働者の心の健康づくりのための指針

先の指針(「心理的負荷による精神障害等に係る業務上外の判断指針」)の中でも「長時間労働」に関することと共に「会社の講じた支援」の重要性が指摘される。より適切な「会社の講じた支援」を展開するためには労働者の心の健康問題の早期発見・早期対処や,適切なアフターケアを可能とし,さらには第一次予防(未然防止および健康増進)につながるメンタルヘルス・ケアの推進が望まれる。平成12年8月9日基発第522号「事業場における労働者の心の健康づくりのための指針」(**資料2**)が公表され,その解説書として中央労働災害防止協会から「働く人の心の健康づくり-指針と解説」も出版されており,指針に基づいた展開により事業所におけるメンタルヘルス・ケアの推進が事業場の状況に合わせて可能となる。この指針は,これまでの我が国のメンタルヘ

ルスの経験を集大成したものといわれており,メンタルヘルス・ケアのさまざまな側面がバランスよくまとめられている。職場領域という特性に重点をおいて,心身医学的な考え方によく一致したメンタルヘルス・ケアがはかられるようできているものと考える。また,職場のメンタルヘルス・ケアには,(表2-4)に指摘されるようにそれぞれの立場で関係者が役割を分担してかかわるものであることの認識も重要であり,その観点がしっかりと反映されたものとなっている。

以下に「事業場における労働者の心の健康づくりのための指針」に沿って,

表2-4 メンタルヘルス・ケアにおける事業場内の関係者の役割分担の例

区　分		役　割　の　例
労働者		職場環境等のストレス要因の評価と対策への参加 自分のストレスへの気づきと対処 システムの不具合や改善点に関する助言
管理監督者	ラインの管理監督者,中間管理職	日常的なストレスの予防と労働者へのサポート 職場環境等のストレス要因の改善 不調者の職場復帰後の支援 事故予防・安全配慮 システムの不具合や改善点に関する改善
	部門責任者	部門ごとの目標および計画の策定と実施 計画された職場環境等のストレス要因の評価と改善 不調者の職場復帰後の支援,事故予防・安全配慮に関する全体的責任 部門単位でのシステムの不具合や改善点に関する改善
産業保険スタッフ等[産業医,衛生管理者・衛生推進者,保健婦(士),こころの健康づくり専門スタッフ(「心理相談担当者,産業カウンセラー,臨床心理士,精神科医,心療内科医等」をいう)等]		事業場での組織づくり,目標および計画の策定 計画された職場環境等のストレス要因の評価と改善 教育研修の実施 ストレス対策の実施 相談体制の確立と運用 緊急事態への対応 部門単位でのシステムの不具合や改善点に関する提言,システム監査およびシステム改善への参加
事業者		事業場の組織づくり,目標および計画の策定 情報,文書,マニュアルの整備 職場環境等のストレス要因の評価と改善の推進 教育研修の推進 メンタルヘルス相談体制の確立と運用 緊急事態への準備と対応 事業場単位でのシステムの不具合の監視と改善

出典:労働省「作業関連疾患の予防に関する研究」(川上,小木他,2000)を一部修正.

メンタルヘルス・ケアを推進するためのポイントを，指針のもととなる労働省平成11年度「作業関連疾患の予防に関する研究」労働の場におけるストレスおよびその健康影響に関する研究報告書および「働く人の心の健康づくり-指針と解説」を参考に以下にまとめる。

> 「事業場における労働者の心の健康づくりのための指針」に基づいたメンタルヘルス・ケア推進にあたってのポイント

(1) 事業場におけるメンタルヘルス・ケアの重要性
➤ メンタルヘルス・ケアは，健康の保持増進を図る上で重要な活動である。
➤ セルフケアの必要性
　心の健康づくりは，労働者自身が，ストレスに気づき，これに対処すること（セルフケア）の必要性を認識することが重要。
➤ 事業者の行うメンタルヘルス・ケアの積極的推進
　労働者の働く職場には労働者自身の力だけでは取り除くことができないストレス要因が存在しているので，労働者のメンタルヘルス・ケアを推進していくためには，労働者の取組に加えて，事業者の行うメンタルヘルス・ケアの積極的推進が重要。
➤ 継続的かつ計画的に
　労働安全衛生法上，事業者は労働者の健康の保持増進を図るため必要な措置を継続的かつ計画的に講ずるように努めなくてはならない。
➤ 職場環境等の評価と対策
　心の健康に影響を与える職場の要因の具体的問題点をさまざまな面から把握し，これを改善することが重要。
➤ 教育研修
　労働者への心の健康に関する正しい知識の付与は，労働者による自発的な相談を促進するなど，心の健康問題を解決していく上で大きな役割を果たし，労働者と日常的に接する管理監督者や事業場内産業保健スタッフらに正しい知識が付与されることは，メンタルヘルス・ケアの推進に不可欠。
➤ 相談体制の確立（図2-2）

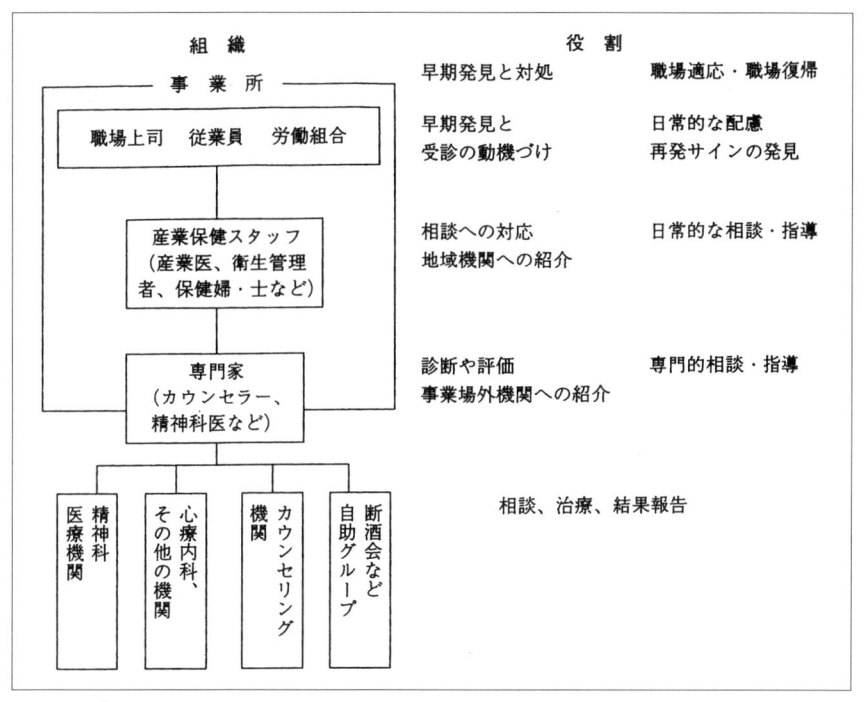

図 2-2　事業場におけるメンタルヘルスの相談の体制とその役割
　　　　大企業では専門家を社内に確保することが多いが（相談室や社内精神科クリニック等），企業と契約した精神科医療機関，民間EAPあるいは公的機関（産業保健推進センター，精神保健福祉センターなど）が社外の専門家として活用されている場合も多い。
　　　　　　　　　　　　　　　　　（中央労働災害防止協会「働く人の心の健康づくり—指針と解説」より）

　労働者による自発的な相談への対応のため，職場内に相談しやすい雰囲気をつくったり，相談に応じる体制を整えることが重要。仕事に対する知識や経験豊かな上司や先輩が，まだ豊かでない部下や後輩に対して知識や技術の指導に加えて，心理社会的側面からも支援し育成していくための技法であるメンタリングも有用であることが指摘されている。
➤事業場外資源とのネットワークの構築
　専門的な知識を有する事業場外資源とのネットワークの構築が重要であり，これを活用して，教育研修，労働者への相談対応などを実施し，必要な場合には，職場適応，治療または職場復帰の指導等の対応を図ることが重要。

(2) メンタルヘルス・ケアの推進に当たっての留意事項
a) 心の健康問題の特性
➤ 心の健康については，客観的な測定方法が十分確立しておらず，その評価は容易ではない。
➤ 心の健康問題の発生過程には個人差が大きく，そのプロセスの把握が難しい。
➤ 心の健康は，すべての労働者に関わることであり，すべての労働者が心の問題をかかえる可能性がある。
➤ 心の問題をかかえる労働者に対して，健康問題以外の観点から評価が行われる傾向が強い。
➤ 心の健康問題自体についての誤解など解決すべき問題が存在している。

b) 個人のプライバシーへの配慮
➤ メンタルヘルス・ケアを進めるに当たっては，労働者のプライバシーの保護および労働者の意思の尊重に留意することが重要。
➤ 心の健康に関する情報の収集および利用に当たっての，個人のプライバシーなどへの配慮は，労働者が安心して心の健康づくり対策に参加できること，事業場の心の健康づくり対策がより効果的に推進されるための条件。
➤ 一般的には，個人情報の収集やその情報の他者への伝達に当たっては，本人の同意を得ることが基本。
➤ 本人の了解が得られない場合であっても，事業場の安全配慮義務の遂行等から必要と判断された場合には，その根拠を明確にして，専門家やその他の関係者と相談することが必要となる場合もある。(中央労働災害防止協会「働く人の心の健康づくり―指針と解説」より)

c) 人事労務管理との関係
➤ 労働者の心の健康は，体の健康に比較し，職場配置，人事異動，職場の組織などの人事労務管理と密接に関係する要因によって，より大きな影響を受ける。

➢ メンタルヘルス・ケアは，人事労務管理との連携が重要。

d) 家庭・個人生活等の職場以外の問題
➢ 心の健康問題は，職場の問題のみならず家庭・個人生活などの職場外の問題の影響を受けている。
➢ 性格上の要因等も心の健康問題に影響を与え，これらは複雑に関係し，相互に影響し合う。

(3) 心の健康づくり計画
➢ メンタルヘルス・ケアは，中長期的視点に立って，継続的かつ計画的に。
➢ 心の健康づくり計画で定める事項
　① 事業場における心の健康づくりの体制の整備に関すること
　　統括的な責任者および組織，担当者，役割，責任および権限の明確化，関係者相互の連携方法など
　② 事業場における問題点の把握およびメンタルヘルス・ケアの実施に関すること
　　問題点の把握・解決を継続的に行うための具体的手法，具体的な担当者など
　③ メンタルヘルス・ケアを行うために必要な人材の確保および事業場外資源の活用に関すること
　　スタッフ研修，養成などについての計画，事業場外資源の種類や活用の在り方など
　④ 労働者のプライバシーへの配慮に関すること
　　個人情報収集・管理・取り扱いに当たってのルール，プライバシー教育の実施など
　⑤ その他労働者の心の健康づくりに必要な措置に関すること
　　休職者の復職判定の方法や復職方法，就業規制などについての社内規定など

(4) メンタルヘルス・ケアの具体的進め方
➢ 4つのケアが継続的かつ計画的に行われることが重要。(表2-5)
　セルフケア：労働者自身がストレスや心の健康について理解し，自らのストレスを予防，軽減あるいはこれに対処する。

表 2-5　4つのケアにおける各担当者等の役割

項目	労働者	管理監督者	事業場内産業保健スタッフ等	事業場外資源	事業者	行政
セルフケア	・ストレスへの気づき ・ストレスへの対処 ・自発的な相談	・セルフケアへの支援	・セルフケアへの専門的な支援 ・労働者への情報提供等	・情報提供, 広報 ・教育研修の開催 ・個別の相談・診療	・心の健康づくり計画の策定 ・関係者への事業場の方針の明示及び必要な指示 ・労働者の相談に応ずる体制の整備 ・関係者に対する教育研修の機会の提供等 ・事業場外資源とのネットワークの形成	・普及啓発活動 ・必要な人材の養成に対する支援
ラインによるケア		・職場環境等の改善 ・個別の相談対応	・ラインによるケアへの専門的支援 ・管理監督者への教育研修の実施	・情報提供, 広報 ・教育研修の開催 ・講師の養成・派遣		
事業場内産業保健スタッフ等によるケア			・職場環境等の改善 ・個別の相談対応および事業場外資源の紹介等	・情報提供, 広報 ・教育研修の開催 ・講師の養成・派遣		
事業場外資源によるケア				・直接サービスの提供 ・支援サービスの提供 ・ネットワークへの参加		

中央労働災害防止協会「働く人の心の健康づくり―指針と解説」より

ラインによるケア：労働者と日常的に接する管理監督者が，心の健康に関して職場環境などの改善や労働者に対する相談対応を行う。

事業場内産業保健スタッフらによるケア：事業場内の健康管理の担当者が，事業場の心の健康づくり対策の提言を行うとともに，その推進を担い，また，労働者および管理監督者を支援する。

事業場外資源によるケア：事業場外の機関および専門家を活用し，その支援を受ける。また，中小規模事業者などで必要な人材を確保することが困難な場合には，事業場外資源の活用を図る。

(1) セルフケア

a) 労働者への教育研修および情報提供

➤労働者が有効にセルフケアを行うには，心の健康に関する正しい知識が必要。

➤以下に掲げる項目などを内容とする教育研修，情報提供など，心の健康に関する理解の普及。

　　　　（イ）ストレスおよびメンタルヘルス・ケアに関する基礎知識（参照⇒第一章）
　　　　（ロ）セルフケアの重要性および心の健康問題に対する正しい態度
　　　　（ハ）ストレスへの気づき方
　　　　（ニ）ストレスの予防，軽減およびストレスへの対処の方法（参照⇒第三章「ストレスコーピング」）
　　　　（ホ）自発的な相談の有用性
　　　　（ヘ）事業場内の相談先および事業場外資源に関する情報
　　　　（ト）メンタルヘルス・ケアに関する事業場の方針
　b）セルフケアへの支援など
➤ 上司や専門家に対しての相談体制整備。
➤ 事業場外の相談機関の活用など，労働者が自ら相談を受けられる環境整備。
➤ ストレスへの気づきのために，ストレスに関する調査票。（参照⇒「職業性ストレス簡易調査票」）
➤ 社内 LAN を活用したセルフチェックを行う機会の提供。（参照⇒「e 診断＠心の健康」）

(2) ラインによるケア
　a）ラインによるケアの推進
　　　　（イ）職場環境などの改善
　ⓐ　職場環境などの改善の対象（これら問題点の改善を図る必要がある）
➤ 職場環境（作業環境，作業方法，労働者の心身の疲労の回復を図るための施設および設備など，職場生活で必要となる施設および設備など）
➤ 労働時間
➤ 仕事の量と質
➤ 職場の人間関係
➤ 職場の組織および人事労務管理体制
➤ 職場の文化や風土など
　ⓑ　職場環境などの評価と問題点の把握
➤ 日常の職場管理や労働者からの意見聴取
➤ 事業場内産業保健スタッフらによるストレスに関する調査票などを用いた

職場環境などの評価結果など活用。(参照⇒「職業性ストレス簡易調査票」「仕事のストレス判定図」)
ⓒ 職場環境などの改善
➤ 職場環境・勤務形態の見直し，管理監督者の人間関係調整能力の向上，職場組織の見直しなどさまざまな観点から。
➤ 職場環境などの改善に当たっては，労働者の意見を踏まえるよう努める。
➤ 事業場内産業保健スタッフらおよび事業場外資源の助言および協力を求めること。
➤ 対策の効果を定期的に評価。
➤ 効果が不十分な場合には計画を見直す。
➤ 対策がより効果的なものになるように継続的な取組に努める。
ⓓ 個々の労働者への配慮
➤ 労働者の労働の状況を日常的に把握。
➤ 個々の労働者に過度な長時間労働，過重な疲労，心理的負荷，責任などが生じないようにするなど，労働者の能力，適性および職務内容に合わせた配慮。

　職場環境などの改善については，作業内容および方法，職場組織，職場の物理的環境など，表2-6のようなストレス要因の軽減方法のほか，職場環境要因を重視している「仕事の要求度—コントロール—社会支援モデル」を応用した以下のようなポイントが指摘されている。
➤ 生産性と関係ない無駄な仕事の荷重を軽減すること（仕事の要求度の改善）。
➤ 労働者の裁量権や自由度を作業の量や責任に見合うように引き上げる（仕事のコントロールの改善）。
➤ 上司や同僚からのサポートを増やすこと（社会的支援の改善）。
➤ 定期的ミーティングを増やしたり，声かけ運動の実施など職場コミュニケーションの改善。
➤「メンタリング」（先輩社員と若手社員の間の相談・助言システム）導入による，若手社員の心理的サポートとキャリア形成の支援。

表 2-6　職場環境等の改善によるストレス要因の軽減方法

作業内容および方法	①過大および過小な仕事の負荷を避ける。 ②長時間労働を避ける。休憩時間や休日を確保する。 ③仕事上の役割や責任を明確にする。 ④労働者の知識や技能を活用できる機会を作る。 ⑤作業ローテーションなどによる繰り返しの多い単純作業を減らす。 ⑥仕事の負荷に応じた裁量権や自由度（仕事のコントロール）を確保する。
職場組織	①上司や同僚からの支援や相互の交流の機会を増やす。 ②労働者が職場の意志決定に参加する機会を設ける。 ③昇進や将来の技能の獲得の機会を明確にする。
職場の物理環境	①換気，照明，騒音，温熱を改善する。 ②職場レイアウトや人間工学的環境の心理的影響に配慮する。

＊NIOSHの勧告（Sauter, 1990）をもとに作成した。
中央労働災害防止協会「働く人の心の健康づくり―指針と解説」より

➤ やりがい感や作業の先の見通しを労働者に与える。
➤ 作業環境や作業負荷の不公平感の解消のための作業のローテーション化など。
➤ 職場のレイアウトや作業手順などが変わるだけで，職場の人間関係が変化する場合もあり，目に見える職場環境を中心にしながら，その先にある人間関係や心理的ストレス要因を改善する。

（ロ）労働者に対する相談対応
➤ 管理監督者による，日常的な，労働者からの自主的相談対応。
➤ 特に以下の者からは話を聞き，適切な情報を提供し，必要に応じ事業場内産業保健スタッフらや事業場外資源への相談や受診を促す。
　◇ 長時間労働などにより過労状態にある労働者
　◇ 強度の心理的負荷を伴う出来事を経験した労働者
　◇ その他特に個別の配慮が必要と思われる労働者

b）ラインによるケアを推進するための環境整備
（イ）管理監督者への教育研修および情報提供

管理監督者に対して必要な教育研修,情報提供内容
- a ストレスおよびメンタルヘルス・ケアに関する基礎知識
- b 管理監督者の役割および心の健康問題に対する正しい態度
- c 職場環境などの評価および改善の方法
- d 労働者からの相談の方法(話の聴き方,情報提供および助言の方法など)
(参考⇒リスナー教育)
- e 心の健康問題を持つ復職者への支援の方法
- f 事業場内産業保健スタッフらおよび事業場外資源との連携の方法
- g セルフケアの方法
- h 事業場内の相談先および事業場外資源に関する情報
- i メンタルヘルスケアに関する事業場の方針
- j 労働者のプライバシーへの配慮など
- k 職場でメンタルヘルス・ケアを行う意義

＊管理監督者に対するリスナー教育ポイント:労働省平成11年度「作業関連疾患の予防に関する研究」労働の場におけるストレスおよびその健康影響に関する研究報告書Ⅵ.成果物
「管理監督者に求められるリスナーマインドとは」より
◇管理監督者によるリスナー活動がストレスマネージメントに有効.
◇リスナーとはActive Listening(積極的傾聴)から生まれた言葉
◇リスナー教育では作業関連疾患や職場不適応現象(部下の心身の変調・不調や問題行動)に対する理解を深め,部下の心身の変調・不調に対して医療の対象として関わる以上に,対人関係を含めた職場環境や職務や作業態様の変化,仕事の質・量などに焦点を当て,部下の問題解決に係わる姿勢を育む.
◇部下(個人)が抱える問題は職場(組織)の問題でもあると捉えて,職場におけるストレスの改善・調整に努める視点を身に付ける.
◇管理監督者をリスナーとして養成するのは
① 働く人の苦しみ,悩み,迷いなどは作業行動,勤務状況,日常の態度に現れる

② それゆえ，部下のストレスなどによる困惑や「ついうっかり…」などの日常的な心の動揺に対する援助者としての役割は第一線の管理監督者が最適である
③ 管理監督者には部下に対する安全配慮義務があるから

◇ リスナーとしての職場活動の実践にあたって，具体的なポイントは以下の通り。
- まず第一は日常の職場生活での部下への「気配り」。部下の微妙な変化に「気づき」，気づいたことには「声かけ」をする。
- 声かけに対してその際どのような反応（応答）が見られるかを観察し，気づいた問題に対しては回答するというよりは全身で応ずる姿勢を示す。
- このような日々の『気配り⇒気付き⇒声かけ⇒応答（⇒リスニング）』のコミュニケーションを繰り返すことが，部下との良好な人間関係や信頼感を育み，その結果，職場・作業に内在する問題や対人関係（職場風土）を含めた環境を正確に把握することが出来るようになる。
- 把握した問題は整理し，後刻，生ずると予測される影響，支障を未然に予防して，快適で安全な職場づくりを進めて行く。
- 問題を個人の要因（パーソナリテー面，生育歴，学歴，能力）と共に，組織の問題（職場風土，職務内容，人事方針，経営政策，昇進，配置転換，出向，地位，役割）としても捕らえて改善を図る。
- そのためには職場と健康管理部門と人事労務部門の三位一体となった関わりが不可欠。

◇ 以上がリスナーとしてのメンタルヘルス支援活動のキーポイントだが，このことは職場生活で当然必要とされるマネージメントの知識とパーホーマンスに他ならない。

◇ ラインリスナー教育を通して，管理監督者はリスナー・マインドの重要性を認識し，従来の上意下達のコミュニケーションから，部下と相補性，双方向性で関わる支援態度を獲得し，日々のマネージメントの中で部下の業務能力，適応能力を把握し，職場環境に潜むストレッサーを考察することの重要性を認識する。その結果は職場の能率改善，生産性の向上として反映されて行くことになる。

◇ストレスマネージメントを労務管理の一環に位置づけたリスナー教育はその意味からも従業員個人と組織の両面への健康アップの有効手法である。
　　◇リスナー活動の基本『気配り⇒気付き⇒声かけ』のコミュニケーションは，管理監督者の日常実務として不可欠と言える。

(ロ) 管理監督者に対する支援など
➢ 事業者による管理監督者に対しての事業場方針の明示。
➢ 事業者による実施すべき事項の指示。
➢ 事業者による管理監督者の活動の理解と支援。
➢ 事業場内産業保健スタッフらによる職場環境などの評価と改善への支援，相談への対応など。
➢ 事業場内産業保健スタッフらによる事業場外資源からの必要情報入手支援。

(3) 事業場内産業保健スタッフらによるケア

a) 事業場内産業保健スタッフらによるケアの推進
(イ) 職場環境等の改善
ⓐ　職場環境などの実態の把握および評価
定期的または必要に応じて，職場内のストレス要因を把握し，評価すること。
➢ 職場巡視による観察
➢ 職場上司および労働者からの聞き取り調査
➢ ストレスに関する調査票による調査など（参照⇒「職業性ストレス簡易調査票」「仕事のストレス判定図」）
➢ 職場環境などに関するチェックリストなどの活用
➢ 人間関係，職場組織などを合めた評価を行うことも望ましい。
ⓑ　職場環境などの改善
➢ 職場環境などの評価結果に基づいた管理監督者への改善助言。
➢ 管理監督者と協力し改善推進。

改善助言にあたってのポイントは，「労働者のメンタルヘルスに関する検討委員会」報告書にも以下のようなものが，労働者の心の健康づくり対策に有効であると指摘されている。
　　◇ 作業レイアウトの改善
　　◇ 勤務スケジュールの改善
　　◇ 過大な負荷の軽減
　　◇ 休憩時間の確保
　　◇ 上司や同僚からの支援を受けやすくするための配慮
　　◇ 福利厚生制度の改善など

(ロ) 労働者に対する相談対応など
ⓐ　気づきの促進と相談への対応
➤労働者のストレスや心の健康問題の把握
➤管理監督者と協力
➤職場環境などに関するチェックリストの使用など
➤労働者の気づきの促進
➤保健指導，運動指導，健康相談など
➤心理相談担当者による心理相談
➤保健指導などにおいても，積極的にストレスや心の健康問題を取り上げること
ⓑ　職場適応，治療および職場復帰の指導
➤心の健康問題を持つ労働者の職場適応を管理監督者と協力しながら支援
➤専門的な治療が必要と考えられる労働者に対する適切な助言と事業場外資源の紹介
➤管理監督者および事業場外資源と協力しながら休業中労働者の職場復帰指導および支援

(ハ) ネットワークの形成および維持
➤事業場⇔事業場外資源ネットワーク形成および維持は，事業場内産業保健スタッフらが中心

➤ 利用可能な事業場外資源の情報収集とリストの作成
➤ 役割分担や連携方法についての事業場外資源との相談
➤ 事業場外資源に関する情報の労働者，管理監督者への提供など

b) 事業場内産業保健スタッフらの役割
それぞれの事業場内産業保健スタッフらの役割は，次のとおりである。
(イ) 産業医等
医学的専門知識を必要とするものを行うという面から以下の役割を担う。
➤ 職場環境などの維持管理
➤ 事業場の心の健康づくり計画に基づく対策の実施状況把握
➤ セルフケアおよびラインによるケアを支援
➤ 教育研修の企画および実施
➤ 情報の収集および提供
➤ 健康相談，助言および指導など
➤ 就業上の配慮が必要な場合には，事業者に必要な意見を述べる。
➤ 専門的な相談・治療が必要な事例については，事業場外資源との連絡調整

(ロ) 衛生管理者等
事業場の心の健康づくり計画に基づき，産業医等の助言，指導などを踏まえて以下の役割を担う。
➤ 具体的な教育研修の企画および実施
➤ 職場環境などの評価と改善
➤ 心の健康に関する相談ができる雰囲気や体制づくり
➤ セルフケアおよびラインによるケアを支援
➤ セルフケアおよびラインによるケアの実施状況把握
➤ 産業医等と連携しながら事業場外資源との連絡調整

(ハ) 保健師等
産業医等および衛生管理者等と協力しながら以下の役割を担う。
➤ セルフケアおよびラインによるケアを支援

➢ 労働者および管理監督者からの相談対応
➢ 必要な教育研修を企画・実施

(ニ) 心の健康づくり専門スタッフ
他の事業場内産業保健スタッフらと協力しながら以下の役割を担う。
➢ 職場環境などの評価と改善，教育研修，相談など

(ホ) 人事労務管理スタッフ
管理監督者だけでは解決できない以下の対応にあたる
➢ 職場配置，人事異動
➢ 職場組織などの人事労務管理上のシステムが心の健康に及ぼしている具体的な影響を把握
➢ 労働時間などの労働条件の改善
➢ 適正配置配慮など

c) 事業場内産業保健スタッフらによるケアを推進するための環境整備

(イ) 事業場内産業保健スタッフらへの教育研修および情報提供
事業場内産業保健スタッフらに対して修得・提供などの機会を図るべき教育研修，知識内容項目
  a ストレスおよびメンタルヘルス・ケアに関する基礎知識
  b 事業場内産業保健スタッフらの役割および心の健康問題に対する正しい態度
  c 職場環境などの評価および改善の方法
  d 労働者からの相談の方法（話の聴き方，情報提供および助言の方法など）
  e 職場復帰および職場適応の指導の方法
  f 事業場外資源との連携（ネットワークの形成）の方法
  g 教育研修の方法
  h 事業場外資源の紹介および利用勧奨の方法
  i 事業場の心の健康づくり計画および体制づくりの方法

j　セルフケアの方法
k　ラインによるケアの方法
l　事業場内の相談先および事業場外資源に関する情報
m　メンタルヘルス・ケアに関する事業場の方針
n　労働者のプライバシーへの配慮など
o　職場でメンタルヘルス・ケアを行う意義

(ロ) 事業場内産業保健スタッフらへの支援など
➤ 事業者は，事業場内産業保健スタッフらに対して，心の健康の保持増進に関する方針を明示し，実施すべき事項を委嘱または指示するとともに，必要な支援を行うこと。
➤ 事業者は，事業場内産業保健スタッフらが労働者の自発的相談などを受けることができる制度および体制を，それぞれの事業場内の実態に応じて整えること。
➤ 事業者は，事業場内産業保健スタッフらが事業場外資源の活用を図れるよう，必要な措置を取ること。
➤ 大規模事業場および一定規模以上の事業者では，事業場内にまたは企業内に，心の健康づくり専門スタッフを確保することが望ましい。また，心の健康問題を有する労働者に対する就業上の配慮について，事業場内産業保健スタッフらに意見を求め，これを尊重することが望ましい。

(4) 事業場外資源によるケア
a) 事業場外資源の活用
➤ メンタルヘルス・ケアを推進にするに当たって，必要に応じ，それぞれの役割に応じた事業場外資源を活用することが望ましい。
➤ 特に，中小規模事業者などで，事業場内産業保健スタッフらによるケアを推進するために必要な人材の確保が困難な場合は，以下のそれぞれの役割に応じた事業場外資源の支援を受けるなどその活用を図ることが有効である。
　　　・地域産業保健センター
　　　・都道府県産業保健推進センター

・中央労働災害防止協会
・労災病院勤労者メンタルヘルスセンターなど

◇ 地域産業保健センター

　厚生労働省が，労働基準監督署の管轄区域ごとに設置しており，その運営を郡市医師会に委託している。産業医らの専任義務のない50人未満の小規模事業場の労働者および事業者に対する産業保健サービスの提供を行っている。メンタルヘルス・ケアに関しては，心の健康に関する相談，専門スタッフら紹介，助言，情報提供，事業場外資源とのネットワーク形成などを支援。

◇ 都道府県産業保健推進センター

　都道府県ごとに設置されており，労働福祉事業団が運営している。産業医や衛生管理者などの事業場内産業保健スタッフらに対して産業保健全般について，相談対応や研修などのサービスを提供している。メンタルヘルス・ケアに関しては，事業場内産業保健スタッフらへの情報提供および助言，教育研修等を支援。

◇ 中央労働災害防止協会

　労働災害防止団体法によって設置されている，労働災害防止のための事業者等の団体。事業場の管理監督者，産業保健スタッフらに対して，情報提供，助言，教育研修の場の提供などを行っている。

◇ 労災病院勤労者メンタルヘルスセンター

　労働福祉事業団が運営する労災病院に設置されているものがある。労働者に対するストレス関連疾患の診療や相談，職場のストレスに起因する疾病についての研究，労働者のストレス予防に関する研修，ストレスドックによるストレスの早期発見および健康指導を行う。産業保健推進センターを介することなどにより産業医等に対する専門的・技術的支援も行っている。

b) 事業場外資源とのネットワークの形成
(イ) 大規模・中規模事業場など
➢ 専門的な知識などが必要な場合は，事業場内産業保健スタッフらが窓口。
➢ 適切な事業場外資源から必要な時報提供および助言を受ける。
➢ 必要に応じ労働者を速やかに事業場外医療機関，地域保健機関に紹介できるネットワーク形成。
➢ 一定規模以上の企業に属する事業場においては，専門スタッフを確保し，所属事業場におけるメンタルヘルス・ケアを推進。

(ロ) 小規模事業場
➢ 必要に応じ，地域産業保健センターなどの事業場外資源を活用することが有効。
➢ 衛生推進者または安全衛生推進者に事業場内の窓口としての役割を持たせる。

D．家族および医療機関，地域保険機関等との連携の重要性

　指針においては言及されていないが，「働く人の心の健康づくり―指針と解説」では次のようなポイントを指摘している。
➢ 心の健康問題は，職場の問題のみならず，家庭，個人生活などの職場外の問題の影響を受けていることも多い。
➢ 労働者に心の健康問題が発生して受療や休養を勧める場合に，家族に事情を説明して家族から説得するようにしたり，保健所などの地域保健機関と連携をとることによって，その後の対応がスムーズに進むことがある。
➢ 家族や医療機関などに対応する際にも，原則として，本人の同意を得た上で話を聞いたり情報を提供するなど，プライバシーに配慮することが必要である。
➢ 医療機関の医師も守秘義務をおっているため，本人の同意がないと事業場

側に情報を提供することができないことを理解しておく必要がある。
➤ しかし一方で，合理的で妥当な理由のある場合には，本人の同意が得られなくても家族や医療機関に本人のことについて情報を提供したり，相談したりすることがやむをえない場合もあり得る。

E. 担当主治医との連携のポイント

➤ 事業場外医療機関における担当主治医は，患者本人もしくは患者の家族からだけの問診情報によることが多い。そのため，職場ストレスに関連したケースの心身医学的な病態理解にあたって必要な職場要因に関する情報については，本人や家族の主観により偏ったものであったり，不十分な情報であったりする。担当主治医サイドからすると，より適切な診断・治療に結びつけるためにも次のような情報を得るにあたっての対応が産業医に求められるであろし，産業医サイドとしても，担当主治医に積極的に伝える必要がある。

　　　職歴，現在の仕事内容，本人の能力・技能，業務形態，労働時間，
　　　最近の勤務記録，職場の人間関係，本人の問題に関連した具体的な職
　　　場情報

➤ また，産業医サイドとしても，休職中の労働者の職場復帰をはかる場合や，療養中にある労働者の健康管理上の就業規制などの配慮や職場環境調整にあたっても，担当主治医からの的確な情報が必要であり，担当主治医サイドとしても，産業医に具体的な診断名でなく状態像，職務内容の配慮に関する的確な情報を伝える必要がある。
➤ このような双方向の情報のやりとりして，事業場外医療機関との連携をうまくとるためには，情報の提供をする前に，守秘義務に配慮して必ず本人に「どの情報をどういう理由で誰にどう話すか」を本人に伝えて許可を得ておくことが必要であり，その旨を相手サイドにも告げ双方で確認をとること。

F. 産業医としての相談対応におけるポイント

　職場におけるメンタルヘルス・ケアにあたり，労働者本人や上司，場合によっては同僚などから心の健康問題に関して産業医として相談を受けた場合，次のような対応のポイントを川上は指摘しており，心身医学的な見方とアプローチをしていく上でも重要な点である。

1. 面談前におけるポイント
    ◇ 本人の基本的情報（学歴，職歴，現在の仕事内容，労働時間，最近の勤務記録，職場の人間関係，家族状況など）。
    ◇ 自発的な相談か，上司や人事・労務担当者の指示によるものかの確認。
    ◇ 守秘の範囲の確認（本人の問題がどこまで誰に公開されているのか。上司からの紹介であっても人事・労務担当者には秘密にされている場合がある）。
    ◇ 面談理由・目的（紹介者がその理由を本人にどのように伝えているのかも確認）。
    ◇ 可能な範囲での関係者から，今回の面談に関連した具体的な職場情報。
    ◇ 家族が本人の相談に関わっている場合には，家族からも家庭での様子，帰宅後や休日の過ごし方などの情報を確認。

2. 面談時のチェックポイント
    ◇ 面談開始にあたって，本人に「守秘」についての明確な説明と確認。
    ◇ 本人自身からの相談理由・目的の確認。（上司や人事・労務担当から明確な説明なしに指示されて来談した場合には，紹介理由が不明な場合もある。また，紹介者の相談理由・目的とは異なる場合もある。）
    ◇ 本人が抱えている問題と本人の関心事の確認。（紹介理由とは異なる場合がある。）
    ◇ 医学的診断に必要な症状，既往歴，家族歴などの確認。
    ◇ 本人の背景情報（生育歴，性格傾向，学歴，職歴，仕事内容，居住場所，家族関係，経済状態など）

3. 面談に基づいた対応のポイント
   ◇ 心身医学的な病態理解とアプローチの方法を検討する。
   ◇ 医学的診断をふまえた上での医療機関への紹介の是非
       本人が治療を希望するかどうか，症状のために仕事や生活に支障が生じているかどうか，職場での問題行動や自殺や事故の危険性などが懸念されるかどうか
   ◇ 治療を要する病態にもかかわらず，本人が医療機関での受診を拒否し，治療への導入が困難な場合
       関係者が共同して本人に対して説得を行う。本人への説得が無理であれば，家族に事情を説明して家族から本人に対して説得する。事業場では事業者およびその代理人としての管理監督者が安全衛生配慮義務を負っており，本人の状態が業務上，安全に就労することのできない状態であると判断された場合には事業者および管理監督者が本人に治療や休養を指示することになる。

G. 心の健康問題を持つ労働者の復職支援のポイント

➤ 心の健康問題で休養している本人，家族，担当主治医，職場上司，人事労務担当からの情報を総合し，それぞれの意見を調整し，助言し，本人のより適切な適応状態をはかるべく支援する。川上によりそのプロセスの1例が図2-3に示されており，表2-7には，職場復帰の一般的経過と各段階でのチェックポイントの1例がまとめられている。職場復帰後の本人の適応状態は，表2-7に指摘されるように復職後の時期により，就労状況，治療状況も変化し，それに応じて対応，チェックポイントの見直しも必要になる。
➤ 復職判定の際には，産業医として各情報・意見をもとに以下の事項を検討し，関係者に助言を行う。
   ・出社の可否，復職時期，当初の就労制限，復職の際の配慮事項など
➤ 復職後は，定期的に上司から勤務状況，通院状況を報告してもらう。
➤ 本人との定期的な面談を継続し，主要症状の変化，通院・服薬の遵守状況，

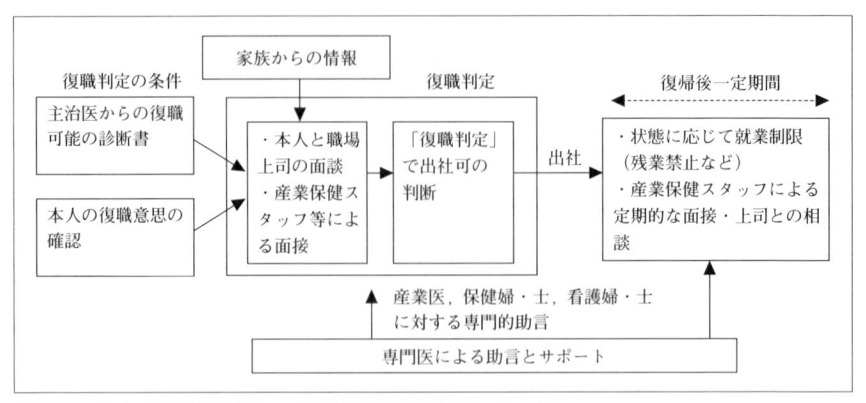

図2-3 心の健康問題を持つ労働者の復職の流れの一例
　ここでは，主治医からの復職可能の診断書および本人の復職意思の確認がそろうことが復職判定開始の条件となっている。この事業場では，本人と上司，産業保健スタッフとの面談および家族からの情報を得て復職判定の準備を行い，産業医による復職判定で出社の可否，復職時期，当初の就労制限，復職の際の配慮事項について検討し，事業者に復職についての助言を行っている。

　労働時間や仕事内容，業務負荷，職場環境などの適否を確認する。
➤ 時に，本人の了解を得た上で，担当主治医や家族との情報交換を行い，本人の健康管理と職場適応を支援する。
➤ 心の健康問題で休養した者のうち，6～9割の者が仕事にほぼ支障ない程度まで回復していることが藤井により指摘されている。本人の回復状態に合わせた軽減勤務のみならず「慣らし職場」「慣らし業務」「リハビリ出勤制度」「再教育制度」など復職支援につなげることが可能な人事労務制度の導入などによってもさらに以下の回復率の改善も期待できるものと考える。
　　統合失調症（精神分裂病）：6割，うつ病：7～8割，神経症：9割

H. 労働者の特性にあわせたストレス対策のポイント

　事業場や労働者の特性に合わせて，ストレス対策を計画・実施することで効率的な対策が実施可能となる。以下に労働省平成11年度「作業関連疾患の予防に関する研究」班「ストレス対策」研究グループにより勧奨されているそれ

表 2-7 心の健康問題を持つ労働者の職場復帰の経過の1例

区分	時期	就労状況	治療状況	対応	チェックポイント
復職時	復職前2週間から1ヵ月	出社待機中	入院・通院	「復職判定」を実施して，本人・人事労務担当・職場上司・主治医・産業保険スタッフ(場合によっては家族も)で復職の可否や復職の方法を決定する。仮出勤などを行って見通しを立てる場合もある。	・本人の回復状態（主要症状，出勤・作業能力の水準） ・主治医の意見 ・本人の意思 ・家族の意見 ・上司，人事・労務の意見 ・復帰直後の再発や不適応の原因となる可能性のある職場要因
適応期	復職後1～2週	作業能力50～70%程度。1日の作業後に疲労感が強いことが多い。	通院中が多い	職場の問題と関係して発病した者では，この時期に再発の危険性が高い。1日でちょうど終わるくらいの仕事が適当。残業・出張禁止，判断業務はさける	・主要症状の変化 ・通院・服薬の遵守状況 ・労働時間及び仕事内容 ・職務内容変更や人事異動の予定の有無
回復期	復職後2～3月	作業能力70～100%程度。通常の作業が問題なくできる。主要な症状はほぼ消失する。	通院中が多いが治療終了の例もみられる	遅れをとりもどそうとする本人と，大丈夫と楽観する上司が仕事量を増やして再発することがある。服薬を中断していないかどうかの確認も重要。残業・出張を段階的に解除。	・仕事上の問題 ・仕事外の問題 ・上司の観察および上司の本人に対する意見や態度 ・家族の意見 ・主治医の意見 ・再発予防に関する本人の洞察の程度
安定期	復職後数ヵ月から数年まで	作業能力および職場での適応がほぼ十分回復している。	うつ病では多くは治療中止となる。	再発の早期発見のために，本人の再発のサインを上司との間でよく理解しておく。	・職場での「甘え」「甘やかし」の有無

・時期，就労状況，治療状況および対応は目安を示したものであり，専門家と連携して，本人の経過や現在の状態に応じて個別に検討することがよい。

ぞれの労働者に対するストレス対策のポイントをまとめる。
1. 性差に配慮したストレス対策
① 女性労働者の心理を理解する管理職の育成
　　◇ 管理職の教育・研修に女性のストレスの理解と対応に関する内容を加える。
② 中高年女性労働者の能力開発事業
　　◇ 社会的，心理的に不安定になりやすい中高年女性労働者の能力開発，心理的健康教育事業を行う。
③ SOHO（Small Office Home Office）の推進

◇ 情報ネットワークシステムを使って，家庭あるいは自宅に近い小規模な職場で仕事に従事することを可能にし，妊娠，出産，育児，介護に伴う離職・復帰によるストレスを軽減する。

2. 年齢別のストレス対策
① 20～30代の若年層
　◇ 役割葛藤や職務への不満足からストレスを生じやすい。
　◇ 役割をはっきりさせ，役割を変えるとき相互に了解するようにする。
　◇ 職務への不満は積極的に聞き，改善できるものは改善する。
② 40～50代の中高年層
　◇ 対人面でストレスを感じやすい。
　◇ 対人面の問題は，個人的に処理させるのではなく，積極的に相談するように働きかける。
　◇ 個人が相談しやすい職場をつくるとともに，相談窓口，それを支える事業場内の組織の確立が重要である。
③ 世代間のギャップ
　◇ 上司や管理職が若年層とどうかかわるかを中心に埋めることが重要である。
　◇ 研修会や講演会を通し啓蒙・教育を行い，一部若年層に合わせたやり方で関係をつくっていく。

3. 職種ごとのストレス対策
① 管理職のストレス対策のポイント
　◇ 管理職に多い「職場の人間関係」や「サポート不足」のストレスについて管理職自身が知り，自己管理能力を向上するための教育研修が必要である。
　◇ 管理職の労働量を把握することが必要である。
　◇ 事業主や経営者がストレス対策に関する目標や方針を明確化し，管理職に徹底する必要がある。
② 事務職のストレス対策のポイント
　◇ 長時間労働は職場ストレスの大きな要因である。上司による適切な管理

と従業員自らの意識づくりが必要である。
- ◇ 職場環境（温度，騒音，換気，椅子，レイアウトなど）の改善にも配慮し，快適な職場づくりを心がける。
- ◇ VDT作業に関する衛生教育や対話型のVDT健診を行う。
- ◇ 事務職ではさまざまな労働者が働いているため，日頃から職場内で相互にサポートする雰囲気づくりが重要である。

③ 製造組み立て従事者のストレス対策のポイント
- ◇ 作業内容や手順の決定・変更にあたっては，労働者の意見を反映できるようにし，自主的な参加を促す。
- ◇ 管理・監督者がストレスについての理解を深め，上司としての支援が高まるようにする。
- ◇ 新しい不慣れな作業に従事することのストレスを緩和するため，仕事の進め方について，十分な教育・トレーニングを行う。
- ◇ 物理化学的および人間工学的作業環境が快適なものとなるよう努める。

④ 運輸従事者のストレス対策のポイント
- ◇ 長時間労働や不規則交代制勤務による負担を軽減するため，ゆとりを持たせたスケジュール管理や休憩時間の確保を徹底する。
- ◇ 運転作業者の孤立化を防ぐため，的確な指示を与えたり相談にのれるような支援システムを充実し，コミュニケーションなどの場を提供する。
- ◇ 人間工学的手法を用いて運転作業による負担の軽減を図る。
- ◇ 運転の健康への影響や休憩時間の大切さなど健康についての自己管理意識を高める。

⑤ ソフトウェア技術者のストレス対策のポイント
- ◇ フレキシビリティが高く，働きやすい人事・労務管理制度を工夫する。
  - ＊ 仕事量の変動を配慮した休暇制度（忙しい時に働き，繁忙期が過ぎたら連続休暇を取り，メリハリをつける），コアタイムを工夫した（コアタイムの拘束をなくするなど）フレックスタイム制度，裁量労働制などを導入する。
- ◇ ソフトウェア技術者や管理者を対象に，プロジェクトチームとして働く際のサポート・スキル，コミュニケーション・スキルなどを教育・研修

に取り入れる。また，管理者に対するメンタルヘルスの助言や支援を産業保健スタッフおよび人事管理スタッフが連携して行う。

◇ ストレス教育に加え，ソフトウェア技術者としてのキャリアカウンセリングを含んだ教育を，人事管理担当者，健康保険組合，業界団体などが協力して実施する。

⑥ 医療関係者のストレス対策のポイント

◇ 医療職自身がストレスに耐えられる能力や資質の向上を目的とした教育，対人関係の技術を修得できる研修を実施する。特にバーンアウトがおきやすい新卒3年目までを対象に，ストレス教育や喪失体験に対する教育を，管理者を対象に職場におけるストレス対策立案のための研修を実施する。また個人の専門性を活かしたキャリア開発のための研修，教育プログラムを現場で設定する。

◇ 労働条件の改善（時間外労働時間の短縮，夜勤体制，休憩時間や休暇の取得など）に対する対策を充実する。

◇ 医療関係者間で話し合う時間と場を設け，体験を共有し，医療チームとして総合的な支援体制を確立する。

4．中小規模事業場のストレス対策

◇ 地域産業保健センター，都道府県産業保健推進センターのほか，保健所など地域保健機関と連携する。

◇ 複数の中小規模事業場がグループとして（同一企業に所属するなら企業全体として，これ以外なら企業団地，同業者組合，事業団体，健康保健組合連合など）ストレス対策を計画・実施する。

◇ まずできるところ，身近なところからはじめる。「明るい職場づくり」を目標としたり，労働者に対する啓蒙教育，職場環境の改善や休憩室の設置など快適職場づくりに類する活動，あるいは運動会やハイキングなどレクリエーション活動の開催からもストレス対策はスタートできる。

5．リストラ，アウトソーシングが進む事業場のストレス対策

a．「公平性」の重視

◇ 人員削減を実施する際には，「何故行うのか」「対象者はどのように選出されるのか」について，トップ・マネジメントの職位にある役職者から説

明を行う。
- ◇ 退職者の選出に際しては，できるだけ不公平感を抱かせないように留意する。
- ◇ また，退職者に対して，再就職支援や退職割増金の支給等による支援を実施するとともに，その旨を退職者以外の残留する従業員に対してもきちんと告知する。

b．上司のメンタリング機能の強化
- ◇ 人員削減実施後は，企業に残った従業員の同僚間関係，上司―部下関係が悪化しやすいので注意が必要である。
- ◇ 特に，仕事の量的負荷の増加によるストレスや，自分自身の将来に対する不安感が高まりやすいので，上司は部下に対して，メンタリングなどを通じた心理的支援とキャリア的な支援を行うことが必要である。
- ◇ 派遣社員に対しても，指揮命令権を持つ派遣先の管理者として適切な配慮を行うことが，職場環境の向上につながる。

c．個人のキャリアデザイン力の強化（中長期的な対策として）
- ◇ 自分のキャリアを会社まかせにしないよう，個人が自分自身でキャリアデザインをできるよう従業員を支援する。
- ◇ 特に，雇用関係が不安定な登録型の派遣社員については，派遣元企業の主導により，各個人のエンプロイヤビリティ（雇用可能性）の向上をはかる。

2. メンタルヘルス・ケアのためのツール

「事業場における労働者の心の健康づくりのための指針」に基づいたメンタルヘルス・ケア推進にあたって活用できる有用なツールの一部を紹介する。

A. 職業性ストレス簡易調査票について

労働省平成11年度「作業関連疾患の予防に関する研究」の成果物として公表されている。

労働省「作業関連疾患の予防に関する研究班」―ストレス測定研究グループにより，労働省からの委託を受け，既存の多くのストレスに関する質問票を検討し，現場で簡便に測定・評価することが可能であり，しかも信頼性・妥当性の高い職業性ストレス簡易調査票が開発された。

1. 職業性ストレス簡易調査票の特徴
1) 従来のストレス反応のみを測定する多くの調査票と異なり，職場におけるストレス要因をも同時に評価できる。
2) 心理的なストレス反応の中でネガティブな反応だけでなくポジティブな反応も評価できる。
3) 身体的なストレス反応や修飾要因も評価する多軸的評価法である。
4) 労働現場で簡便に使用可能とするために質問項目は57項目と少なく約10分で回答できる。
5) あらゆる業種の職場で使用できる調査票である。
6) 被験者本人が記入する自記式調査票である。

2. 構成

この職業性ストレス調査票は，仕事のストレス要因（17項目），ストレス反

応（29項目），修飾要因（社会的支援9項目，満足度2項目）の計57項目からなる。（図2-4）

フリガナ
氏名

社員コード番号
番号を右ヅメで記入してマークしてください

年齢
年齢を記入してマークしてください

性別
男　女
男女どちらかにマークしてください

受診番号
番号を右ヅメで記入してマークしてください

マークの仕方
良い例　悪い例
細い　短い　うすい　はみでる

マーク上の注意
・マークは HB の鉛筆ではっきりマークしてください。
ボールペン、サインペン等は不可
・マークを消す時は、消しゴムで完全に消し、消しくずを残さないでください。

あなたの仕事についてうかがいます。
最もあてはまるものをぬりつぶしてください。

	そうだ	まあそうだ	ややちがう	ちがう
1. 非常にたくさんの仕事をしなければならない	①	②	③	④
2. 時間内に仕事が処理しきれない	①	②	③	④
3. 一生懸命働かなければならない	①	②	③	④
4. かなり注意を集中する必要がある	①	②	③	④
5. 高度の知識や技術が必要なむずかしい仕事だ	①	②	③	④
6. 勤務時間中はいつも仕事のことを考えていなければならない	①	②	③	④
7. からだを大変よく使う仕事だ	①	②	③	④
8. 自分のペースで仕事ができる	①	②	③	④
9. 自分で仕事の順番・やり方を決めることができる	①	②	③	④
10. 職場の仕事の方針に自分の意見を反映できる	①	②	③	④
11. 自分の技能や知識を仕事で使うことが少ない	①	②	③	④
12. 私の部署内で意見のくい違いがある	①	②	③	④
13. 私の部署と他の部署とはうまが合わない	①	②	③	④
14. 私の職場の雰囲気は友好的である	①	②	③	④
15. 私の職場の作業環境（騒音、照明、温度、換気など）はよくない	①	②	③	④
16. 仕事の内容は自分にあっている	①	②	③	④
17. 働きがいのある仕事だ	①	②	③	④

最近1か月間のあなたの状態についてうかがいます。
最もあてはまるものをぬりつぶしてください。

	ほとんどなかった	ときどきあった	しばしばあった	ほとんどいつもあった
1. 活気がわいてくる	①	②	③	④
2. 元気がいっぱいだ	①	②	③	④
3. 生き生きする	①	②	③	④
4. 怒りを感じる	①	②	③	④
5. 内心腹立たしい	①	②	③	④
6. イライラしている	①	②	③	④
7. ひどく疲れた	①	②	③	④
8. へとへとだ	①	②	③	④
9. だるい	①	②	③	④
10. 気がはりつめている	①	②	③	④
11. 不安だ	①	②	③	④
12. 落着かない	①	②	③	④
13. ゆううつだ	①	②	③	④
14. 何をするのも面倒だ	①	②	③	④
15. 物事に集中できない	①	②	③	④
16. 気分が晴れない	①	②	③	④
17. 仕事が手につかない	①	②	③	④
18. 悲しいと感じる	①	②	③	④
19. めまいがする	①	②	③	④
20. 体のふしぶしが痛む	①	②	③	④
21. 頭が重かったり頭痛がする	①	②	③	④
22. 首筋や肩がこる	①	②	③	④
23. 腰が痛い	①	②	③	④
24. 目が疲れる	①	②	③	④
25. 動悸や息切れがする	①	②	③	④
26. 胃腸の具合が悪い	①	②	③	④
27. 食欲がない	①	②	③	④
28. 便秘や下痢をする	①	②	③	④
29. よく眠れない	①	②	③	④

あなたの周りの方々についてうかがいます。
最もあてはまるものをぬりつぶしてください。

	非常に	かなり	多少	全くない
次の人たちはどのくらい気軽に話ができますか				
1. 上司	①	②	③	④
2. 職場の同僚	①	②	③	④
3. 配偶者、家族、友人等	①	②	③	④
あなたが困った時、次の人たちはどのくらい頼りになりますか？				
4. 上司	①	②	③	④
5. 職場の同僚	①	②	③	④
6. 配偶者、家族、友人等	①	②	③	④
あなたの個人的な問題を相談したら、次の人たちはどのくらいきいてくれますか？				
7. 上司	①	②	③	④
8. 職場の同僚	①	②	③	④
9. 配偶者、家族、友人等	①	②	③	④

満足度について	満足	まあ満足	やや不満足	不満足
1. 仕事に満足だ	①	②	③	④
2. 家庭生活に満足だ	①	②	③	④

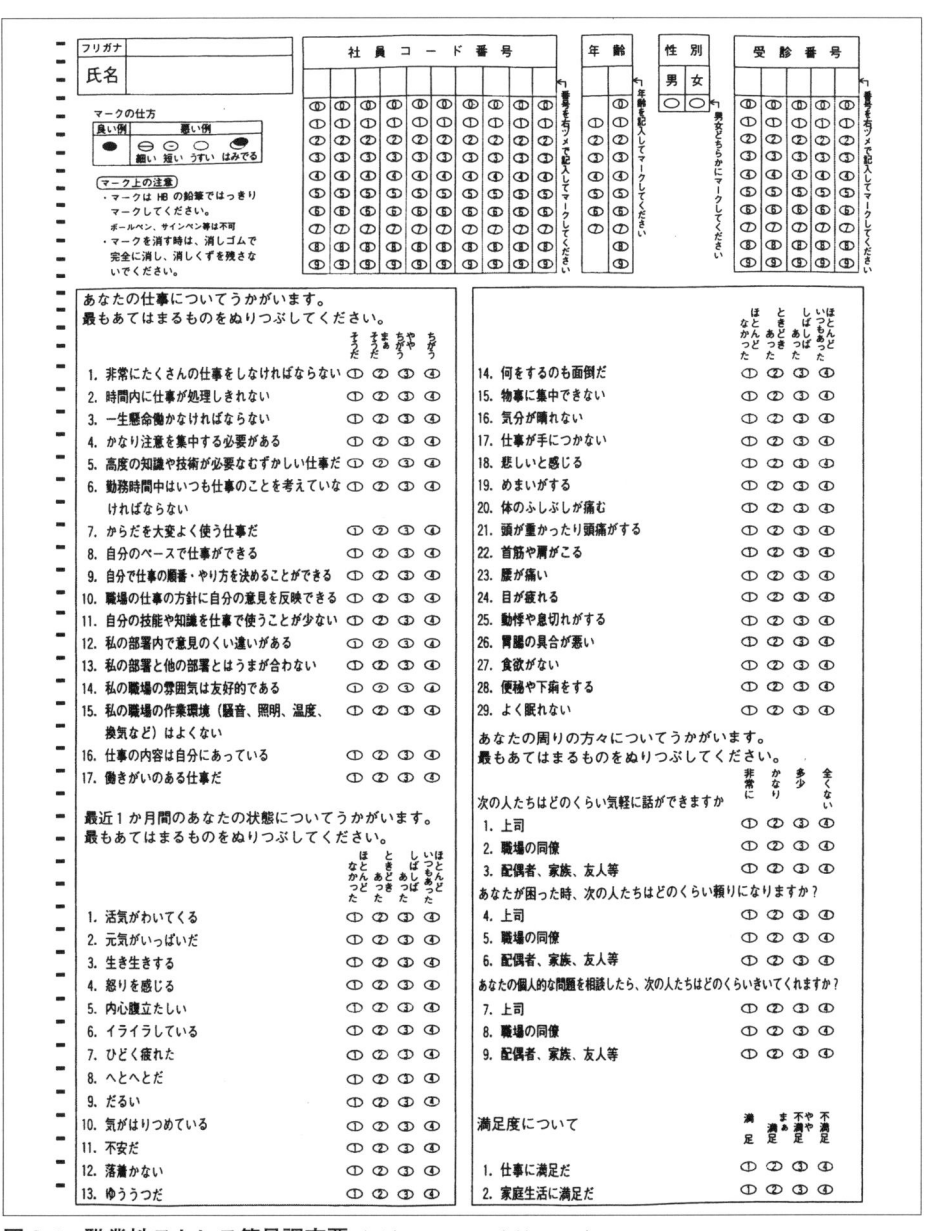

図2-4　職業性ストレス簡易調査票（下光ら，1998；中村，2000）[8]

仕事のストレス要因に関する尺度は量的労働負荷（項目No.1,2,3），質的労働負荷（4,5,6），身体的労働負荷（7），コントロール（8,9,10），技術の低活用（11），対人問題（12,13,14），職場環境（15），仕事の適性（16,17）で，項目数は合計17項目。

ストレス反応については，心理的ストレス反応と身体的ストレス反応について測定出来る。心理的ストレス反応のネガティブ尺度として，「緊張－不安」，「怒り」，「疲労」，「抑うつ」，また，ポジティブな尺度として「活気」の計18項目（項目No.1～18），身体的ストレス反応（身体愁訴）に関しては11項目（項目No.19～29）からなる。

修飾要因としては，職場と家庭での支援〔「上司」「同僚」「家族・友人」〕（項目No.1～9）を入れた3項目および職場と家庭に対する満足度の2項目（項目No.1～2）がある。

3. 職業性ストレス簡易調査票の採点方法

職業性ストレス簡易調査票の採点方法は2種類用意されている。1つは標準化得点を用いる方法（約10,000名のデータから算出）であり，もう1つは回答肢を二分割しチェック項目がいくつあったかを数える簡易採点法。

1) 標準化得点からの採点法（コンピュータを用いた採点方法）

仕事のストレス要因から修飾要因までの計57項目に対する1から4の回答肢をコンピュータ入力し，作表プログラムでデータファイルを読み込む事により，自動的にフィードバックのための図表2枚が出力できる。フィードバックのためのプログラム（Windows95以上）も作成されており，結果を簡単に出力出来る。

2) 簡易採点方法

コンピュータを用いた表の出力ができない場合や，調査票に回答してもらったと同時にその結果をフィードバックして判定評価を行いたい場合には，簡易採点法を用いて採点する事が可能。

具体的には，採点部分を指示した透明シートを調査票にあわせ，グレーのゾーンに回答した数を，質問のグループごとに数える。仕事のストレス要因からストレス反応までの，要チェックとなった数を確認する。仕事のストレス要因で

ある，仕事の負担度，コントロール度，対人関係，仕事の適合性のいずれかが要チェックとなる数が1つの人は，チェックのない人と比較して，心理的ストレス状態の発現リスクが男性では3.4倍，女性では4.4倍，チェック数が2つの人は，男性では7.7倍，女性では11.8倍，3つ以上の人は男性では26.7倍，女性では31.3倍になることがわかっている。同様に，身体的ストレス状態の発現リスクもストレス要因のチェック数に応じて高まることが，明らかになっている。要チェック数が3つ以上となった人は，「ストレス問題が高い確率で疑われるケース」として，産業医，保健師の面談や，心理相談の受診をすすめたり，「要観察ケース」として，注意深いフォローが必要と考えられる。

4. 職業性ストレス簡易調査票の使用法の1例
① 職場で労働者に配布。
② 封筒に入れてもらって回収。
③ コンピュータに入力し，結果を出力。
④ 表ではグレーゾーンに入っている○の数が多いほど，またレーダーチャートでは範囲が狭いほど，好ましくない状況を示す。(図2-5.6)

5. 活用方法
① 職場の定期健康診断等の機会に施行する事で，労働者のメンタルヘルスチェックに使用できる。
② 健康診断時の問診および保健指導の補助としての利用できる。
③ 調査票を労働者自身で記入・採点したり，社内イントラネットを使用して自己判定（セルフチェック）することがストレスの気づきへのきっかけとなる。
④ 事業所の作業環境の改善や，管理・監督者へのストレス教育などの前後に使用する事により，その効果の判定に使用できる可能性がある。
⑤ 職場および職種間の評価に利用できる。職場あるいは職種間のストレス状況を把握することは，事業場のストレス対策を推進するうえで大変重要。データを職場ごとあるいは職種ごとに集団として解析することによって，その集団のストレス状況が容易に把握できる（仕事のストレス判定図参照）。
⑥ 現在THPの心理相談対象者は医師の判断および希望者となっているが，こ

あなたのストレスプロフィール

例1 殿

	低い/少ない	やや低い/少ない	普通	やや高い/多い	高い/多い
【ストレスの原因と考えられる因子】					
心理的な仕事の負担(量)		○			
心理的な仕事の負担(質)			○		
自覚的な身体的負担度			○		
職場の対人関係でのストレス		○			
職場環境によるストレス			○		
仕事のコントロール度★				○	
あなたの技能の活用度★		○			
あなたが感じている仕事の適性度★				○	
働きがい★				○	
【ストレスによっておこる心身の反応】					
活気★				○	
イライラ感			○		
疲労感			○		
不安感			○		
抑うつ感			○		
身体愁訴	○				
【ストレス反応に影響を与える他の因子】					
上司からのサポート★				○	
同僚からのサポート★				○	
家族や友人からのサポート★				○	
仕事や生活の満足度★				○	

図 2-5 職業性ストレス簡易調査票結果出力の1例(表)

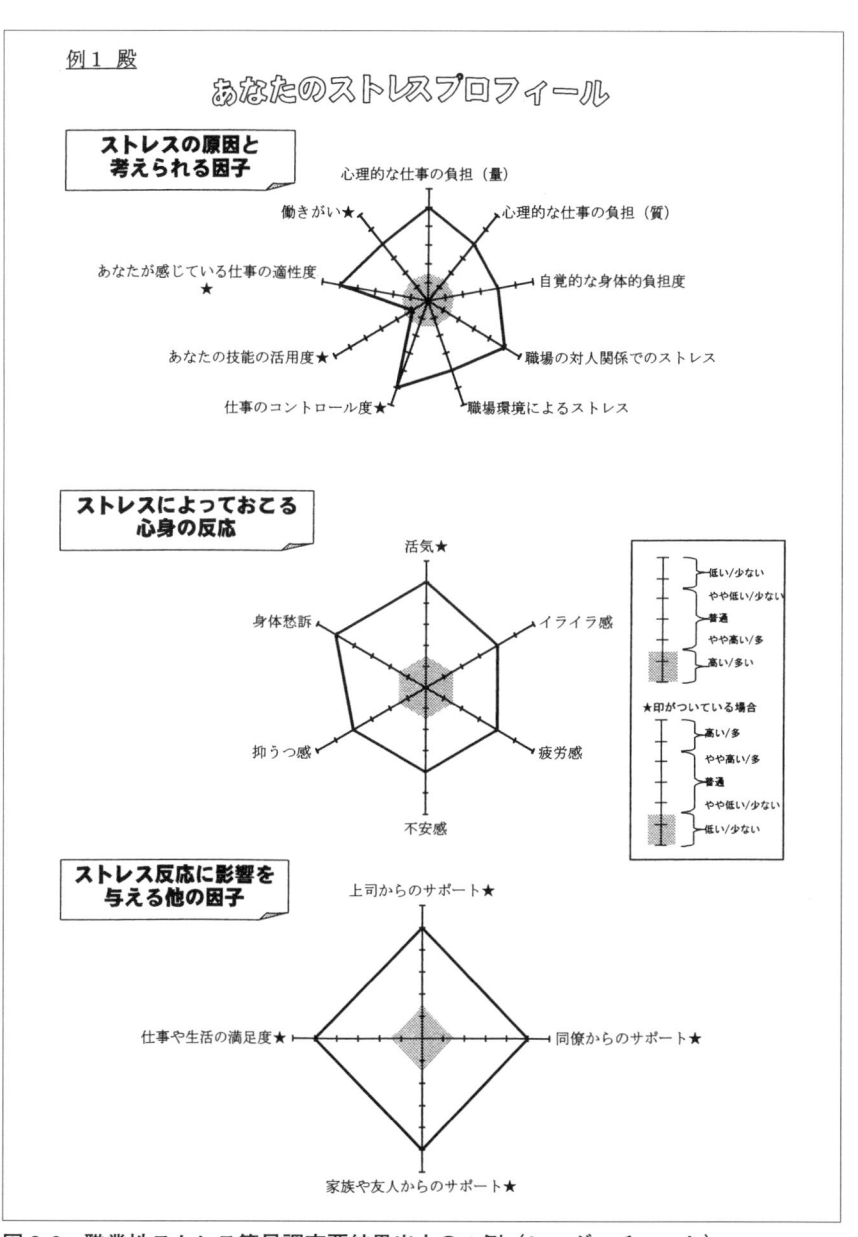

図2-6 職業性ストレス簡易調査票結果出力の1例(レーダーチャート)

の調査票を利用することによってより客観的にストレス状況を評価し，相談対象者を選定することが可能。

6. 使用にあたっての注意点

① 調査票への回答は各労働者のプライバシーにかかわるので，封筒による回収もしくは表紙をつけた形での回収が望ましい。
② グレーゾーンに入っている数が多い場合は，メンタルヘルスの観点から「要チェック」状態であり，必ずしもうつ病などの精神神経疾患と診断する事はできない。
③ 身体愁訴がグレーゾーンに入っている場合には，必ずしもストレスのみが原因とは限らない。定期健康診断の結果に基づいた適切な対応を考慮する。
④ 家庭生活上のストレス要因は測定していないので，職場のストレス要因の得点が低いにもかかわらずストレス反応得点が高い場合は，家庭生活上のストレス要因がある可能性がある。そのような場合はプライバシーに留意しながら，面談時にその有無などについて配慮する必要がある。また，職場のストレス要因，家庭生活上のストレス要因ともに無く，ストレス反応が高い場合もありうるので，そのようなケースでは面談をかさね経過観察していくことが必要。
⑤ パーソナリティに関しては測定していないため，ストレス反応得点が高いケースを，即，ストレス状態であると決め付けることは出来ない。面談時にパーソナリティを考慮する必要がある。また，ストレス反応が高いケースでは，それがストレス状態と判断できる場合もあるが，同時にパーソナリティも考慮される必要がある。パーソナリティの考慮には，面談が必要であり，時に専門家の支援が必要となる。
⑥ ストレス反応は最近1ヵ月間の状態について質問しており，調査時点のストレス状況しか把握できない。
⑦ ストレスに関する調査結果は健康診断結果と同じく，プライバシーの保護に十分留意する必要がある。
⑧ 自記式調査票であることから，ありのままの状態を記入していないなどの可能性があり，必ずしも常に正確な情報を示しているとは限らない。本調査

票は，職場におけるこころの健康管理の補助的資料として使用すべきものであり，ストレス状態の診断は必ず労働者本人との面談を含め，労働者の声をきくことにより判断する必要がある。

B. 仕事のストレス判定図について

労働省平成11年度「作業関連疾患の予防に関する研究」の成果物「仕事のストレス判定図」として公表されている。

「仕事のストレス判定図」は，職場や作業グループなどの集団を対象として目にみえない仕事上のストレス要因を評価し，それが労働者の健康にどの程度影響を与えているかを判定するために開発されたツールである。以下に「仕事の判定図」マニュアルよりポイントを抜粋し紹介する。

1. 仕事のストレス判定図の特徴
◇ 特別な専門知識がなくても，誰でも簡単に使用できる。(図2-7)
◇ 最小で12問の質問の回答を合計するだけで判定ができる。
◇ ある職場のストレスの大きさを，全国2.5万人の労働者の平均とくらべて判定することができる。
◇ ストレスの大小だけでなく，そのための健康リスクも知ることができるため対策の必要性が判断しやすい。

2. 仕事のストレス判定図の活用場面
◇ 体調を崩す者や事故が多いなどストレスが高いことが疑われる職場に対する調査
◇ 職場ごとに仕事上のストレスを定期的に評価したい場合「仕事のストレス判定図」では，健康との関係が深いことがわかっている4つのストレス要因－「仕事の量的負担」，「仕事のコントロール」(裁量権や自由度のこと)，「上司の支援」および「同僚の支援」－を所定のストレス調査票で測定し，その結果にもとづいて，職場のストレス要因の程度や健康

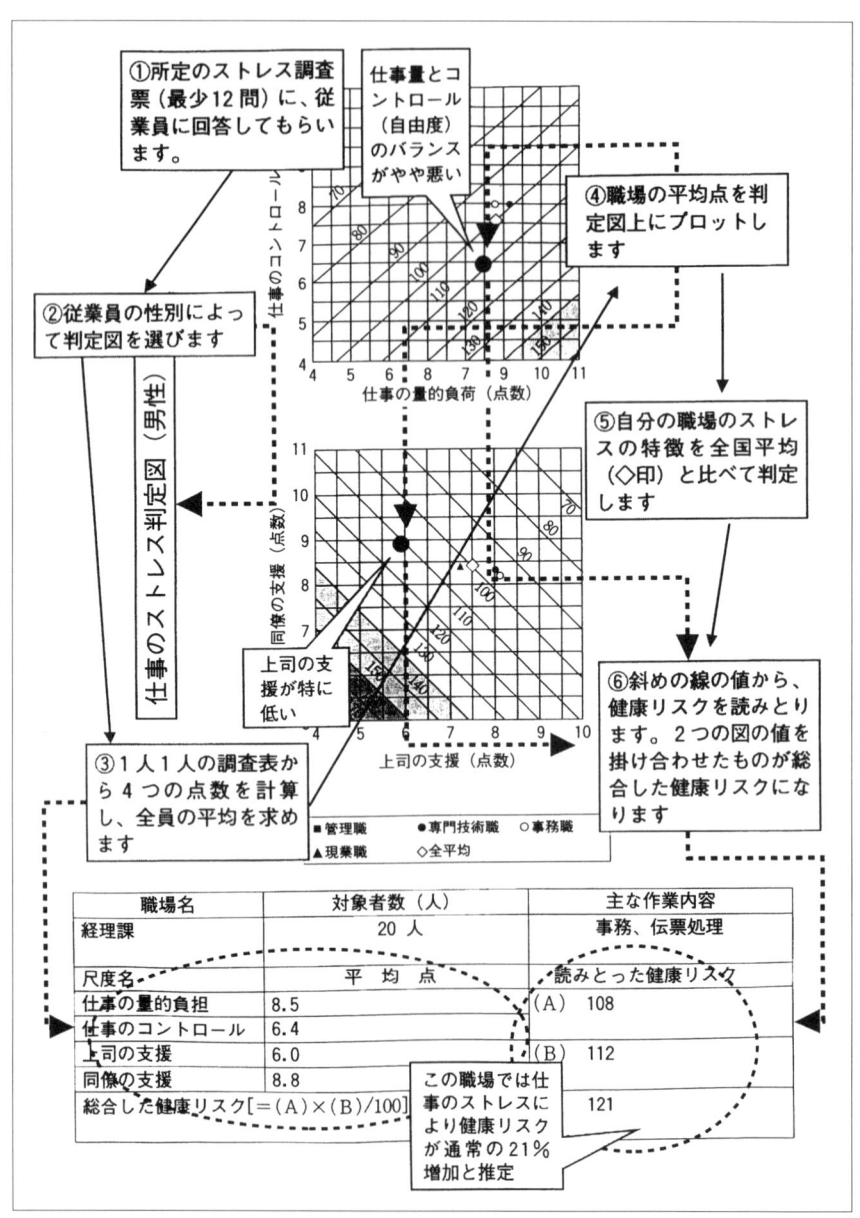

図 2-7 「仕事のストレス判定図」の使用方法

問題の起きやすさ（健康リスク）の程度を知ることができる。
- ◇ 新しい機械の導入などの変化にともなうストレスの増加を評価したい場合
- ◇ ストレス対策の効果評価をしたい場合

3. 結果からストレスの対策へ

- ◇ 対策が必要かどうか判断する。健康リスクが120〜130以上の職場ではいろいろなストレス問題が顕在化している場合が多い。
- ◇ 仕事のストレス判定図の結果からその職場のストレスの特徴に見当をつける。
- ◇ 職場巡視や労働者からの聞き取りを行い，具体的にどんな問題によって起きているのかを調べ，これをリストアップする。
- ◇ 関係者が集まってリストアップされた問題を検討し，改善のための計画をたてる。
- ◇ 改善を実施しその進捗状況を記録する。実施中は労働者からの意見などに基づいて適宜計画の見なおしを行う。
- ◇ 改善後は，仕事のストレス判定図を再度実施するなどによりその効果を評価する。改善の効果が不十分であればその理由を検討し，計画を見なおす。

4. 使用上の注意

- ◇ できるだけ産業保健スタッフと連携して職場のストレス評価を実施すること。
- ◇ ストレスの評価と対策においては，「仕事のストレス判定図」にとりあげられていないこの他のストレス要因についても考慮に入れること。
- ◇ 仕事の量的負担については，過小な場合にもストレスとなることがあることに注意する。
- ◇ 職場環境のストレスの評価には，「仕事のストレス判定図」の他，健康診断データの職場比較や年次推移，職場巡視による観察，労働者や職場上司からの意見の聞き取りなど他の情報源も活用すること。
- ◇ 労働者に調査票に記入を求める際には調査目的を明確に伝え，個人の回答が秘密にされることを保証すること。調査は無記名式で実施してよい。

【e診断@心の健康　について】

「e診断@心の健康」は、「職業性ストレス簡易版調査票」および「仕事のストレス判定図」を社内イントラネットを利用し、簡便に実施・分析・管理できるシステムツールで、以下のような構成になっている。

e診断@心の健康は、先の「職業性ストレス簡易版調査票」および「仕事のストレス判定図」に基づいて、職場のメンタルヘルス・ケアにあたり、前述の4つのケアのうち、《セルフケア》《事業場内産業保健スタッフらによるケア》を実現するのに有効なシステムであり、診断結果の有効活用により《ラインによるケア》にも適用することが可能である。

利用者の立場に合わせた機能を提供

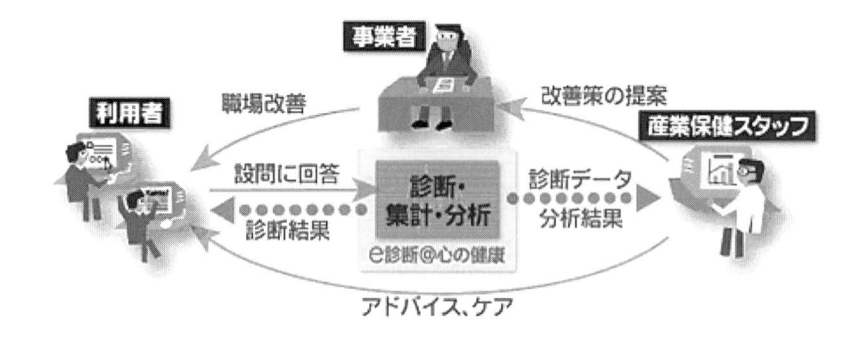

事業者 — 改善策の提案 — 産業保健スタッフ
利用者 — 職場改善 — 設問に回答 — 診断・集計・分析（e診断@心の健康） — 診断データ分析結果
診断結果 ← アドバイス、ケア

従業員　セルフチェックで自己管理

Webブラウザがあれば、いつでもどこでも診断可能。
その場で心の健康状態と改善点が分かり、メンタルヘルスに対する意識の向上につながる。

産業保健スタッフ　データ集計・分析の時間を大幅に短縮

診断票の配布、回収、分析、診断結果の配布のための人手がかからない。
データ集計作業から解放され、分析の時間も大幅に軽減。即座にケア対応が可能。
職場ごとのストレス状況を把握することができ、対策検討に有効。ラインのケ

ア支援にも活用できる。

　未診断者をスピーディに表示できるため，早期診断を促すことができる。従来の紙での運用に比べ，大幅にコストを削減できる。

事業者　メンタルヘルスに関わるリスクを回避

　診断からケアまでの時間短縮により，早期に職場改善などの対策が可能となり，労働災害や作業効率低下を防止することができる。

システム構成

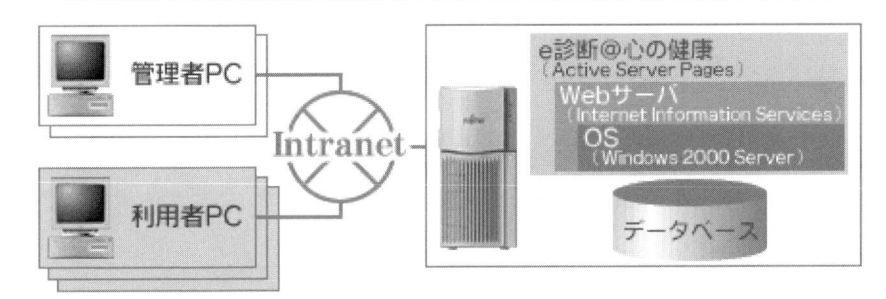

```
管理者PC ─┐
          ├─ Intranet ─ [サーバ]  e診断@心の健康
利用者PC ─┘                      (Active Server Pages)
                                 Webサーバ
                                 (Internet Information Services)
                                 OS
                                 (Windows 2000 Server)
                                 データベース
```

　◇プライバシー保護・セキュリティについての対策は
　　個人の診断データは本人と保健師・産業医のみが参照できる仕組みになっている。また，データベースへのアクセスは，認証により，システム管理者または保健師・産業医のみが可能。
　　※データベースはそのファイル自体とデータベースが存在するフォルダに対してNTFSのセキュリティがかかっている。SSLにも対応可能。

以下に，提供企業資料より操作画面のサンプルおよび機能動作説明を示す。

●入力画面および機能動作例

メニュー画面

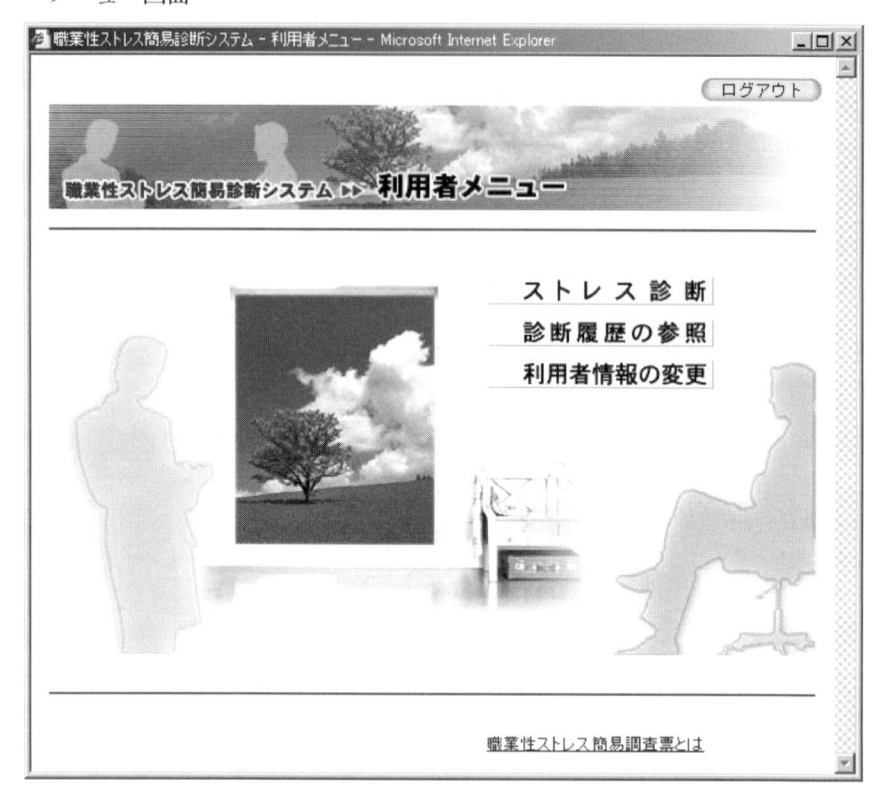

ID，パスワードを入力しシステムにログインした際に表示される画面です。利用者は，メニューの"ストレス診断"を押すことで，診断を開始します。また，診断結果の履歴参照やパスワード，個人登録情報の変更が行えます。

質問項目入力画面

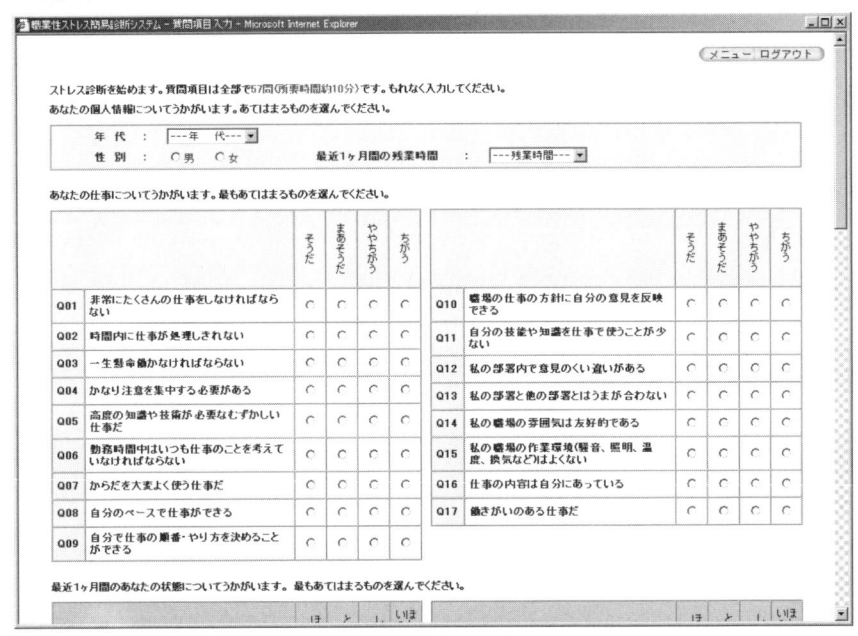

質問項目は職業性ストレス簡易調査票57項目からなります。質問に回答する時間は，10分程度です。質問の内容は，仕事のストレス要因に関して17項目，心理的ストレス反応に関して18項目，身体的ストレス反応に関して11項目，社会支援9項目，職場と家庭に対する満足度2項目となっています。

診断項目に答える前に，性別，年齢，残業時間を入力します。

質問項目入力画面(続き)

57項目の質問に答えたら,"診断する"ボタンをクリックすると,診断が行われます。

本人への診断結果表示画面

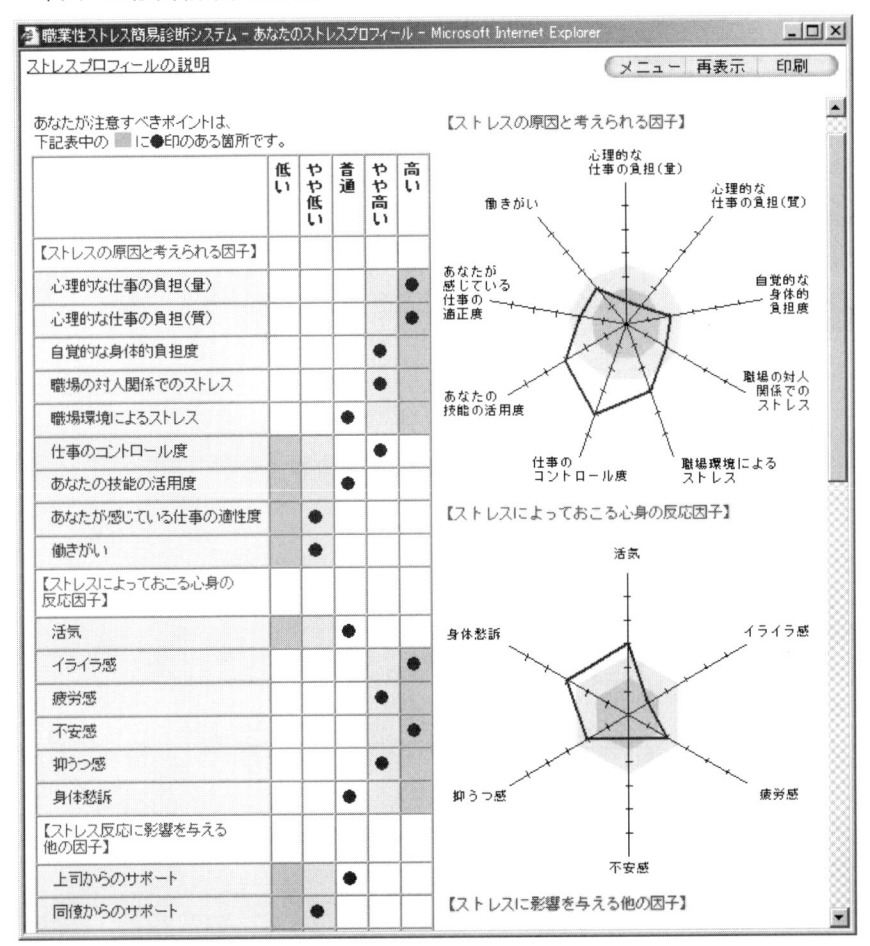

	低い	やや低い	普通	やや高い	高い
【ストレスの原因と考えられる因子】					
心理的な仕事の負担（量）					●
心理的な仕事の負担（質）					●
自覚的な身体的負担度				●	
職場の対人関係でのストレス				●	
職場環境によるストレス			●		
仕事のコントロール度			●		
あなたの技能の活用度			●		
あなたが感じている仕事の適性度		●			
働きがい		●			
【ストレスによっておこる心身の反応因子】					
活気			●		
イライラ感					●
疲労感				●	
不安感				●	
抑うつ感				●	
身体愁訴			●		
【ストレス反応に影響を与える他の因子】					
上司からのサポート			●		
同僚からのサポート		●			

【ストレスの原因と考えられる因子】
（レーダーチャート：心理的な仕事の負担（量）、心理的な仕事の負担（質）、自覚的な身体的負担度、職場の対人関係でのストレス、職場環境によるストレス、仕事のコントロール度、あなたの技能の活用度、あなたが感じている仕事の適正度、働きがい）

【ストレスによっておこる心身の反応因子】
（レーダーチャート：活気、イライラ感、疲労感、不安感、抑うつ感、身体愁訴）

【ストレスに影響を与える他の因子】

診断結果は「●」で表示され，5段階のストレス度合いで把握することができます。57の診断項目が19項目の要因に分類されます。各項目の5段階の枠のうち，ストレス度が高い枠の背景に赤で表示されており，●が赤い背景上にある場合にはストレスが高いと判断されます。
診断結果は要因の種別ごとレーダーチャートでも表示されます。

本人へのアドバイス画面：診断結果にもとづき利用者にセルフケアに対するアドバイスを行います。

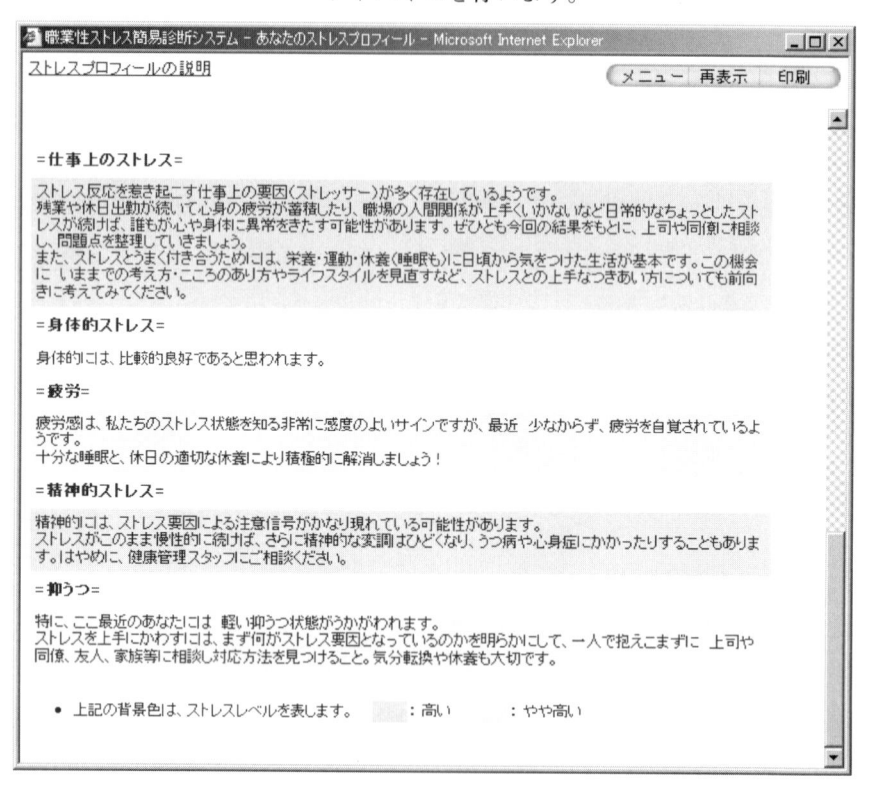

```
職業性ストレス簡易診断システム - あなたのストレスプロフィール - Microsoft Internet Explorer    _ □ ×
ストレスプロフィールの説明                          メニュー  再表示  印刷

=仕事上のストレス=
ストレス反応を惹き起こす仕事上の要因〈ストレッサー〉が多く存在しているようです。
残業や休日出勤が続いて心身の疲労が蓄積したり、職場の人間関係が上手くいかないなど日常的なちょっとしたスト
レスが続けば、誰もが心や身体に異常をきたす可能性があります。ぜひとも今回の結果をもとに、上司や同僚に相談
し、問題点を整理していきましょう。
また、ストレスとうまく付き合うためには、栄養・運動・休養〈睡眠も〉に日頃から気をつけた生活が基本です。この機会
に いままでの考え方・こころのあり方やライフスタイルを見直すなど、ストレスとの上手なつきあい方についても前向
きに考えてみてください。

=身体的ストレス=
身体的には、比較的良好であると思われます。

=疲労=
疲労感は、私たちのストレス状態を知る非常に感度のよいサインですが、最近 少なからず、疲労を自覚されているよ
うです。
十分な睡眠と、休日の適切な休養により積極的に解消しましょう！

=精神的ストレス=
精神的には、ストレス要因による注意信号がかなり現れている可能性があります。
ストレスがこのまま慢性的に続けば、さらに精神的な変調はひどくなり、うつ病や心身症にかかったりすることもありま
す。はやめに、健康管理スタッフにご相談ください。

=抑うつ=
特に、ここ最近のあなたには 軽い抑うつ状態がうかがわれます。
ストレスを上手にかわすには、まず何がストレス要因となっているのかを明らかにして、一人で抱えこまずに 上司や
同僚、友人、家族等に相談し対応方法を見つけること。気分転換や休養も大切です。

● 上記の背景色は、ストレスレベルを表します。    ：高い    ：やや高い
```

コメントが表示され、利用者にセルフケアに対するアドバイスを行います。

●産業保健スタッフ管理画面および機能動作例
　システム管理者としての産業保健スタッフ専用メニュー画面

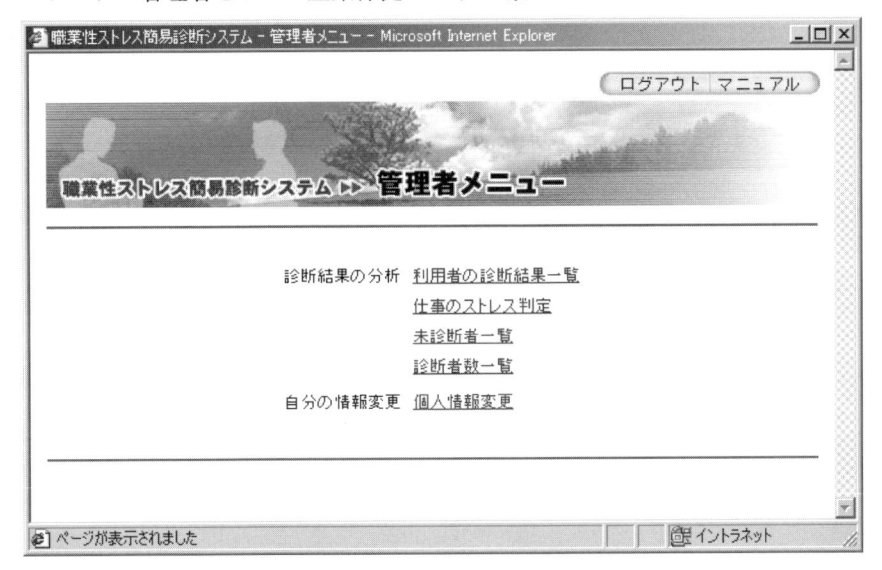

利用者の診断結果一覧や，仕事のストレス判定，未診断者一覧，診断者数一覧を表示できます。

診断結果一覧　条件入力画面

確認したい条件を入力すれば，データベースより個人ごとの診断結果一覧を抽出・ソートして表示することができます。ソートの条件は，診断日，ストレス原因因子，心身の反応因子，他の因子および診断結果の19の要因などです。また，絞り込み機能を利用し，「特定の所属のデータのみを抽出する」といった操作が可能です。

診断結果一覧表　表示画面

[診断結果一覧表のスクリーンショット画像]

設定した条件とおりに一覧が表示されます。19の要因は，1～5までの数字で表され，1がストレスが高く5はストレスが低くなっています。ストレス原因因子，心身の反応因子，他の因子は，19の要因ごとストレスが高いと判定された項目の数となっています。診断値合計は19の要因の値を合計したものです。

左側の診断日時を押下すると，各個人ごとの診断結果が表示されます。
また，CSV形式のファイルに出力できるため2次利用が可能です。

仕事のストレス判定　条件入力画面

確認したい条件を入力すれば，カテゴリ（職場など）別にストレス状況を把握することができます。条件は，カテゴリ，検索期間（3期間まで），基準値入力などです。

診断結果一覧と同様，絞り込みも可能です。

仕事のストレス判定表　表示画面

| | カテゴリ1 | 性別 | 人数(名) | 男性(名) | 女性(名) | 平均点数 ||||健康リスク|||利用者診断結果 |
						量的負荷	コントロール	上司の支援	同僚の支援	量-コントロール	職場の支援	総合健康リスク	
	全体平均		30	24	6	7.6	7.5	8.3	6.9	96	104	100	
1	小田原工場	男	7	7		7.1	6.4	7.6	7	102	111	113	利用者
2	本社	男女	10	7	3	8	7.5	8	6.7	99	110	109	利用者
3	横浜支店	男女	5	3	2	7.8	7.4	8.8	6.6	98	102	100	利用者
4	静岡支店	男女	8	7	1	7.4	8.5	9	7.4	86	93	80	利用者

カテゴリ別に健康リスクの値と4つの要因（量的負荷，コントロール，上司の支援，同僚の支援）ごとの値が表示されます。健康リスクは標準値100が目安となっております。

カテゴリを押下するとビジュアルで確認ができる「仕事のストレス判定図」を表示することができます。例えば，"静岡支店"のストレス判定図を表示したい場合は，"静岡支店"をクリックします。

また，右側の「利用者」を押下すると，カテゴリに属する個人の診断結果を表示することが出来ます。

仕事のストレス判定図　表示画面

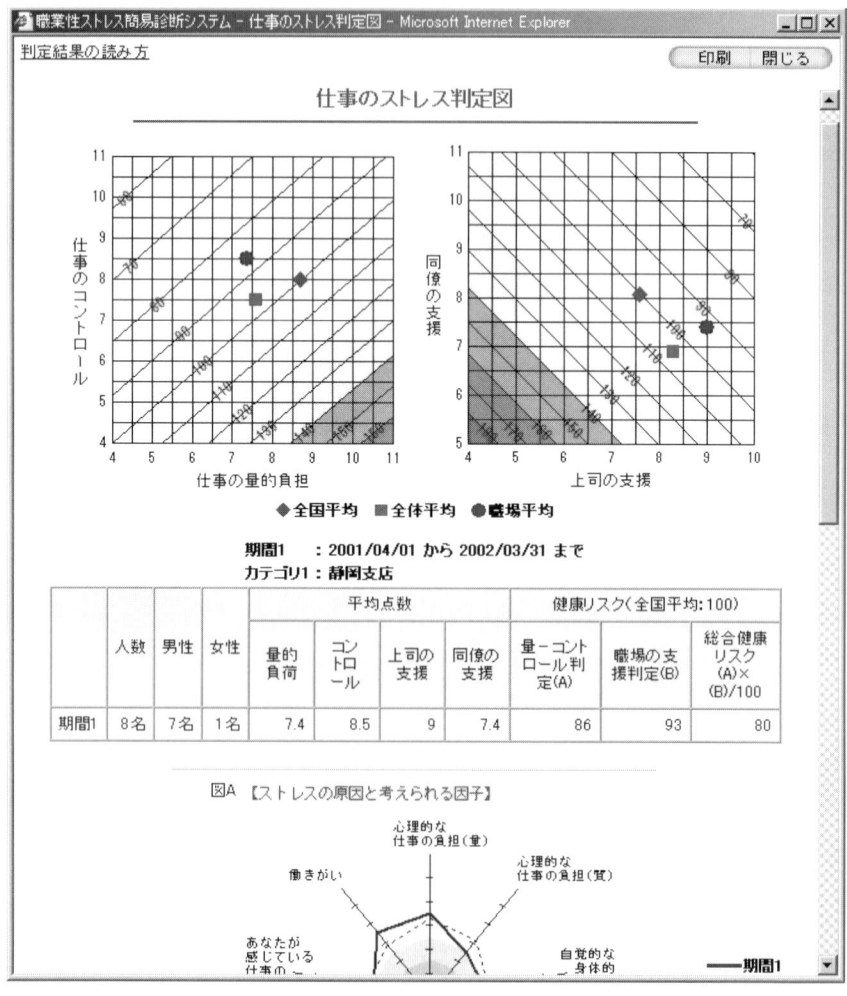

	人数	男性	女性	平均点数				健康リスク(全国平均:100)		
				量的負荷	コントロール	上司の支援	同僚の支援	量－コントロール判定(A)	職場の支援判定(B)	総合健康リスク(A)×(B)/100
期間1	8名	7名	1名	7.4	8.5	9	7.4	86	93	80

仕事のストレス判定図とは職場や作業グループなどの集団を対象として仕事上の心理的なストレス要因を評価し，それが従業員のストレス（ストレス反応）や健康リスクにどの程度影響を与えているかを判定する散布図です。
仕事のストレス判定図に加え，19項目の要因の平均値がレーダーチャート表示されます

「e診断@心の健康」についての問合せ先
株式会社富士通インフォソフトテクノロジ
0120-120-112（フリーダイヤル）9:00～12:00　13:00～17:00
（土日，祭日を除く）
E-mail：info@ist.fujitsu.com
http://www.ist.fujitsu.com/kokoro/e-shindan/

C. 教育ツールについて

パンフレットやビデオ形式のメンタルヘルス・ケア関連の教育ツールは，これまにも多くの教材が提供されており，ここで紹介するまでもないが，特筆すべきこととしては，最近のITの普及に伴ってeラーニング用の教育ツールが開発されたことである。従来の学習形態は，学習者が一堂に集まっての集合研修，あるいは産業医や優れた精神科講師のセミナーを受講するというもの。しかし，eラーニングの形態は，時間的・地理的な制限がなく，学習者のスケジュールに合わせて学習できる。ITのさらなる普及とともに，今後の教育ツールとして活用が期待できる。以下にその一部を紹介する。

● 「職場のメンタルヘルス—管理監督者の役割—」

職場のメンタルヘルスのために管理監督者が知っておくべきことがらについて学習できる教材として川上らにより開発された。学習で得た知識をもとにして，職場環境の改善を図り，従業員の心の健康について配慮し，従業員からの相談にも，必ず耳を傾け，ラインによるケアの向上につなげ，職場のメンタルヘルスを推進することが期待できる。

WBT環境でのメンタルヘルス学習

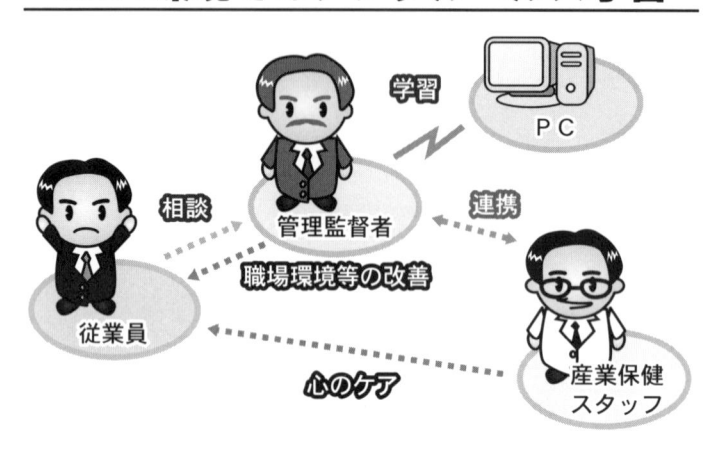

この教材で学習することによって「事業場における労働者の心の健康づくりのための指針」に求められている以下の管理監督者にとっての教育・研修項目のすべてについて学ぶことができるコンテンツとなっている。

　　ストレスおよびメンタルヘルスケアに関する基礎知識
　　管理監督者の役割および心の健康問題に対する正しい態度
　　職場環境等の評価および改善の方法
　　従業員からの相談の方法（話の聞きかた，情報提供および助言の方法など）
　　心の健康問題をもつ復職者への支援の方法
　　事業場内産業保健スタッフおよび事業場外資源との連携の方法
　　セルフケアの方法
　　事業場内の相談先および事業場外資源に関する情報
　　メンタルヘルス・ケアに関する事業場の方針
　　従業員のプライバシーへの配慮など
　　職場でメンタルヘルス・ケアを行う意義

表示画面・設定の1例（提供企業資料より一部抜粋）

◆ 教材による学習

イラストやグラフのアニメーション表現で，様々な職場のメンタルヘルスの状況を分かりやすく解説しています。ヒアリングタイプとリーディングタイプは1つのパッケージになっています。したがって，導入の際にはご使用になる環境ごとに，ヒアリングタイプとリーディングタイプのどちらでもお使いいただくことが可能です。

社内イントラネット環境が充実した環境下では，ヒアリングタイプをお勧めします。

また，職場などで音声が気になる場合は，リーディングタイプをお勧めします。

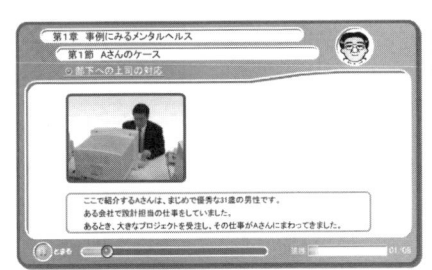

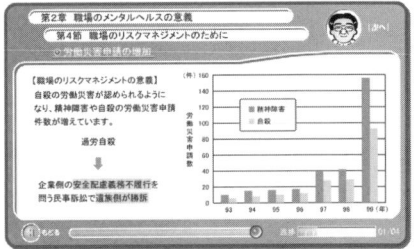

◆ 問題による確認

各章の最後には，確認問題があります。それまで学んだ重要なポイントを，ここでおさらいすることができます。

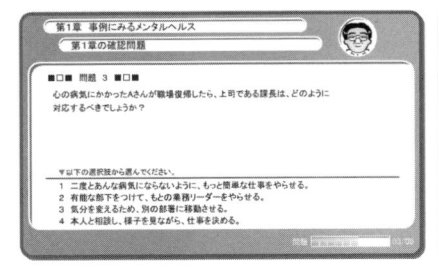

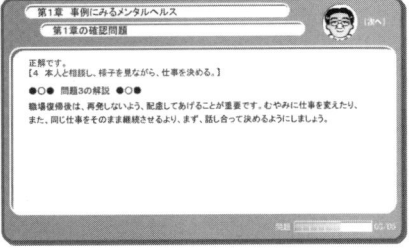

◆ 部下への対応演習

実際に部下から，仕事についての悩みを相談されたことを想定した，演習も用意されています。
これまで学んできたメンタルヘルスの知識をフルに活用して取り組むことができます。

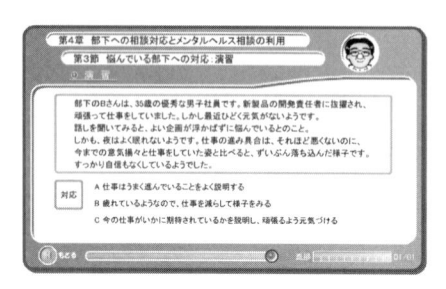

　　　「e 学習@心の健康」についての問い合わせ先
株式会社富士通インフォソフトテクノロジ
0120-120-112（フリーダイヤル）9:00 ～ 12:00　13:00 ～ 17:00
（土日，祭日を除く）
E-mail ： info@ist.fujitsu.com
http://www.ist.fujitsu.com/kokoro/e-gakushu/index.html

第3章

個人のストレスマネジメントについて

　本章では，心身医学領域で用いられる考え方，治療技法を応用した労働者個人のストレスマネジメントについてポイントをまとめる。

1. ストレスコーピング

A. ストレスコーピングとは

➤ ストレスへの対応のあり方や対処法をストレスコーピング（stress coping）という。
　◇ コーピングのあり方は，決して画一なものではなく，その時の状況に応じて，各自の経験にもとづき，人それぞれにいろいろな対処法を組み合わせ対処している。
　◇ 各自にコーピングスタイル（coping style）という特有の対処パターンをとる傾向もある。
　◇ たとえば，人によっては，回避してしまいやすい傾向であったり，熱中

しすぎたり，頑張りすぎてしまいやすい傾向であったりもする。
◇ 一般に個人のストレスによる影響は，以下に示すようにコーピングに大きく左右されることは知られており，いろいろなストレス状況においても適応的であるためには，より多くのコーピングの方法を持ち，状況に応じて適切なコーピングの方法を選択できるようになることが勧められる。

1. 上手なコーピングの結果例（うまくストレスを克服した時には）
　◇ ストレスを克服できたという満足感，達成感が得られる。
　◇ 身体的にもリラックス状態となる。
　◇ 人当たりも良くなり，対人関係も改善。
　◇ 人から信用も得る。
　◇ ますます自分に対する自信が増す。
　◇ 新たなチャレンジに対する意欲が湧き，よい循環が形成される。

2. 下手なコーピングの結果例（たとえば，ストレスから逃げ回ってばかりいると）
　◇ 何事も達成することができない。
　◇ 人からの信用を失う。
　◇ 社会的に成り立っていかない。
　◇ 自分自身の自己評価もさがる。
　◇ ますます窮地に追い込まれ，悪循環を形成する。

➤ コーピングのまずい例として，過剰適応となり仕事に一生懸命になりすぎて，仕事中毒状態に陥り，家庭や心身の健康状態を犠牲にしてしまうケースもある。

➤ ストレスコーピングで目指すものは，ストレス反応（前出図1-2）として生じる身体的反応・心理的反応・行動的反応のバランスのとれた適応状態でなくてはならない。

B. ストレスコーピングの方法

Lazarusは，図3-1に示すようにストレスがもたらす影響に関し，長期的な視点に立つことの重要性を強調している。

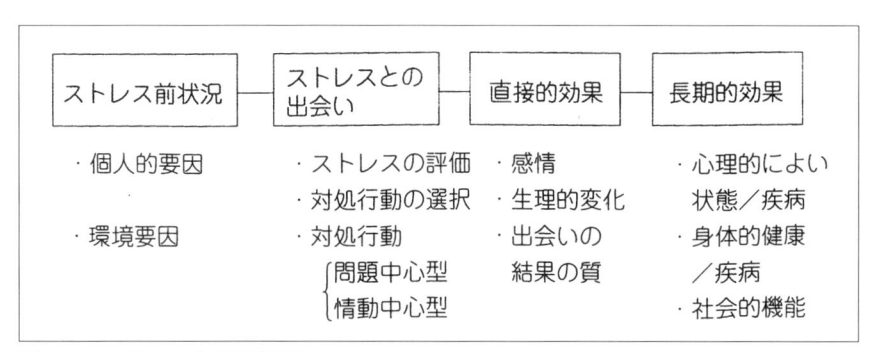

```
┌─────────────────────────────────────────────────────────────────┐
│  ┌─────────┐    ┌─────────┐    ┌─────────┐    ┌─────────┐      │
│  │ストレス前状│→  │ストレスとの│→  │直接的効果│→  │長期的効果│      │
│  │況       │    │出会い    │    │         │    │         │      │
│  └─────────┘    └─────────┘    └─────────┘    └─────────┘      │
│                                                                 │
│   ・個人的要因    ・ストレスの評価  ・感情        ・心理的によい   │
│                  ・対処行動の選択  ・生理的変化    状態／疾病     │
│   ・環境要因      ・対処行動      ・出会いの     ・身体的健康    │
│                   ┌問題中心型     結果の質      ／疾病         │
│                   └情動中心型                  ・社会的機能    │
└─────────────────────────────────────────────────────────────────┘
```

図 3-1　ストレスと情動過程
（Lazarus R.S.：ストレスコーピング．（林俊一郎編訳），星和書店，1990 より改変して引用）

➢ ストレスによる影響への対応を考える場合，ストレスとの遭遇，直接的効果，長期的効果に分けて検討することが重要である。
➢ 身体的にも，心理的にも，社会的にも良い状態を保つためには，長期的な視点に立ったストレスへの対応と，その過程における認知的側面の重要性ならびに周囲との関係を重視する必要性が指摘されている。

　ストレスへのコーピングが短期的にはうまく行ったとしても，長期的には必ずしも良い結果であるとは言えない場合もあり得るが，まずは，目の前のストレスを乗り越えていくための方法を知っておくことも重要である。認知的観点からストレス対処のための次のようなプログラムが開発されている。

● **ストレス免疫訓練**（Meickenbaum D. らによる）
　➢ ストレスフルな事柄に対して，それを乗り越えるための方法を獲得していくための認知的行動療法的手法
　➢ ストレスに対する「心理的免疫」をつくるための訓練法のポイント
　　◇ ストレスの特性，特徴についてよく理解する。
　　◇ 自分の行動を見直し，認知のあり方や特徴を把握する。
　　◇ ストレスを乗り越える上で不都合な行動パターンや認識を自覚する。
　　◇ ストレスを乗り越えるために必要な認知面の強化を図る。

- ◇ 認知面の再構成が行われたところで、ストレスに直面する際に問題となる点に焦点を当てて、その問題を解決するための方法を検討する。
- ◇ 一方では、ストレスに対して、リラックスするための方法を習得する。
- ◇ 実際のストレスに立ち向かう前に、イメージを用いた予行演習を行い、その中で、どのように感じるか、どのような行動が予想されるか、についてリハーサルを行い、予想される困難な点の解決方法を検討する。
- ◇ また、失敗した時の状況についてもリハーサルの中で検討を行う。
- ◇ 失敗をどのようにとらえるか、周囲の反応はどうか、それに対してどのように心理的に反応し、かつ行動するかについて検討をあらかじめ行っておく。
- ◇ そして、ストレスにめげそうになった時も、もう一度認知の建て直しとイメージ訓練を行うことを繰り返し、そのための自己強化と、自己教示の方法を学ぶ。

このプログラムにもみられるように、ストレスコーピングにあたってのポイントを以下に解説しておく。

C. ストレスコーピングにあたってのストレス理解

まず、コーピングにあたって理解すべき、ストレスの特性、特徴について坪井が指摘しているポイントを以下にまとめる（図3-2）。
- ➢ ストレスに対する受けとめ方や反応には、個人差が非常に大きい。
- ➢ 同じ個人でも、その時々の状況によって、ストレスは大きくその性質を変える。
- ➢ ストレスは良い方向に働く場合と、悪い方向に作用する場合がある。
- ➢ ストレスに満ちた出来事に対する対処の仕方は周りの人々に何らかの影響を与える。その反応が、またストレスを受け行動した人に影響を与え、自分自身の評価に影響も与える。
- ➢ ストレスには、物理的ストレス、生理的ストレス、心理的ストレス、社会

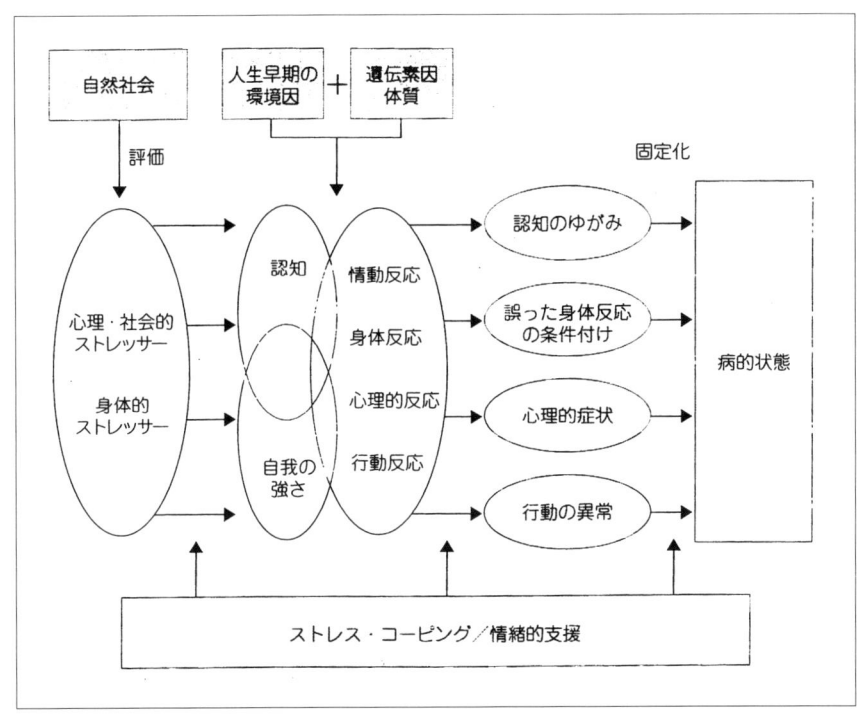

図 3-2　ストレスコーピング
(坪井康次：ストレス性疾患にどう対処するか．心身医学的対処法，Mebio 11：(8) p.92 図5, 1994より引用)

的ストレスなどに大きく分けられるが，コーピングと特に関連があるのは，心理・社会的ストレスである。
➤ 環境などの外的な刺激によって引き起こされる外的ストレスよりも，心理的な内面から起こってくる内的ストレスのほうが問題となる。
➤ ストレスの持続時間から急性のストレスと慢性のストレスに分けることができ，急性のものか慢性のものかによって，とるべきコーピングに違いが出てくる。
➤ 生活上の出来事もストレス（前出表1-7）であり，結婚，就職，昇進などのたとえ喜ばしいことであっても，何らかの変化が起こる時には，その状態に適応することができるようになるまでは，身体的，心理的，行動面の影

響をもたらす。
➤ 本来，ストレスに対して引き起こされる身体的，心理的，行動面での反応は，適応のための防衛反応である。
➤ 過去の経験や体質・遺伝的素因により，ストレスへの反応は人によって異なり，その時々に用いられる防衛機制もさまざまである。
➤ 衝動や感情を意識していながらも，それを抑制し，予測，自己観察，自己表現，他人との友好関係を築き，他人の役に立とうとすることや，昇華，ユーモアなどの防衛機制によって解決される場合には，不都合な行動は起きにくい。
➤ ストレスがある範囲におさまっている時には，これらの防衛機制によってわれわれは強い情動や衝動から身を守ることができ，適応的な行動をとることができる。
➤ ストレスが強くなればなるほど，適応のための合理的な防衛機制を用いることが難しくなり，こうした防衛機制が破綻した場合が問題となる。
➤ 一方では，防衛機制が強く働きすぎ，問題の本質が隠蔽されたり，事実が捻じ曲げられて自覚され，次のような不適応な結果をもたらすこともある。
　◇ 感情が体験と分離されてしまったり，他のものと置き換えられたり，反動的な行動が形成されたり，無理に知性化され，抑圧される場合もある。
　◇ 自尊心を維持するために，理想化や万能感を持ったり，他者を脱価値化するなどの規制が強くなると，自己イメージ，ボディーイメージ，他者のイメージに歪みを生じるようになる。
　◇ 不都合な考えや現実を否認することや，投影，合理づけなどが行われると，好ましくない考えや現実は意識の外へ追いやられ，現実を把握することが難しくなる。
➤ 情緒的な葛藤や内外のストレスに対して，感じたり考えたりすることなく行動することによって処理しようとする行動化が起こる場合には，不適当な行動が選択される。
➤ 防衛機制は，意識されることなく，無意識のうちに機能するので，知らず知らずのうちに誤って現実をとらえていることがある。

D. ストレス状況の把握と日常生活での変化に対する吟味

- ストレス免疫訓練のプログラムにもあったように，コーピングの第一段階として，自分がどのようなストレス状況に置かれているかをよく理解することが重要である。
- ストレスを的確に認識することによって始めてストレスに対する適切な対応を考えることができる。
- 先にとりあげたような無意識の心理機制が働くことで，本当のストレスの源や正確なストレス状況の把握が難しくなっていることがある。本当は強いストレス状況にありながらも，まったくストレスに気づいていない場合もある。
- コーピングの第一段階として，重要な自らのストレス状況の把握のためにまず，ストレス反応としての身体的反応，心理的反応，行動への影響などが自分に起きていないかを，日常生活の中での以下の事項の変化に注目して吟味してみることが勧められる。

  ◇ 睡眠，食欲，便通などの亢進および低下
  ◇ 全身倦怠，頭痛，肩凝り，めまい，動悸，呼吸困難などの軽微な身体反応
  ◇ イライラ，怒りやすさ，不安，緊張，抑うつ感，悲哀感
  ◇ 意欲，集中力の亢進および低下
  ◇ 多弁，無口，外出の機会の増加，引きこもり
  ◇ 飲酒，喫煙，コーヒーなどの嗜好品，食事の変化，趣味への興味の変化

これらの変化を観察することにより，自らがどのようなストレス状態にあるのかを知るためには，普段から，ストレスに対して取りやすい自分の変化に注意しておくことも大切である。

E. コーピングと認知のあり方

➢ ストレスの受け止め方（認知のあり方）により，ストレス反応が質的にも量的にも大きく変化する。
➢ 一般的にも，過去にあるストレスに対して学習された体験によって，そのストレスに対する抵抗力の大きさが左右されることが知られており，Beckの呼ぶ，「自動思考」の理解につながる。

● 自動思考とは
  ◇ 突然，頭に浮かんでくる特有の思考。
  ◇ ある状態に陥った時，いつも頭に浮かんでくる考えや感情であって，出来事の本質とは関係なく出現する。
  ◇ 出来事の本質とは関係なく出現するが，特定の内容をもち，出来事の解釈の基準として使われ，しばしば状況についての推測と関係する。
  ◇ 繰り返し出現し，意識とは無関係に存在する明白な事実，もしくは真実と思い込むようになる。
  ◇ 自動思考により，事実とは関係なく，その結果について悪く予想し重大なストレスとして受けとめてしまうことが起こりうる。
  ◇ 否定的な自動思考により，さらに否定的で阻害的な感情と行動を引き起こし，更に否定的な観念につながり，悪循環が形成されると，さらにストレスを生じ，いつまでもストレス状態が解消されない。

➢ ストレス状態で生じやすい自動思考の例がいくつかが指摘されている。
  ◇ 「どんな努力をしても無駄だ」
  ◇ 「他の人たちのようにうまくできない」
  ◇ 「すべてがむなしい」
  ◇ 「将来には，ただ困難なことがあるだけだ」
  ◇ 「過去に失敗ばかりしてきた」
  ◇ 「私がすることは，すべて悪い結果を招く」
  ◇ 「私が頼れる人は誰もいない」
  ◇ 「人生は無意味だ，将来は絶望的だ」

◇「こういう思考は（あるいは感情）は，私を押しつぶすだけだ」
 ◇「それをコントロールするのに私ができることは何もない」
 ◇「私がそれをダメにしたのだ，すべて私が悪いのだ」など

　ストレスコーピングがうまくなると，このような否定的でさらにストレスを生じさせる思考を抱くことはあっても，このような否定的な観念を中断する余裕を持っており，問題解決という対処行動へと進むことができる。

F. 否定的自動思考への対処のポイント

➤ ストレスに遭遇した時，自分の自動思考とその時の感情ならびにその影響を理解することによってのみ，自動思考の悪循環から抜け出すことができる。
➤ 自分の自動思考の妥当性に疑問を持つことができれば，ある状態に対する自分の考えは真実ではなく，よく検討してみなければならない単なる仮説のひとつにすぎないことがわかる。
➤ 他の希望的な考えを併せて考えた上で，いわゆる気持ちを切り替えて，ストレスに対して合目的的な行動を取ることができるようになる。
➤ ストレスに遭遇した時，恐れのあまり，否定的な思考に束縛されることなく，次のような問いを自らに発することで冷静な判断が可能となり，自動的思考を明らかにし，それを吟味することができる。
 ◇ ストレスに遭遇している今，恐れのあまり，否定的な思考に束縛されていないか？
 ◇ 今，どのような考えにとりつかれているのか？　いつも浮かんでくる考えはどのようなものか？
 ◇ どのような思考や感情を抱いているのか？
 ◇ そのような状況では何が起こると想像しているのか？　他の可能性はないか？
 ◇ その状況では，自分自身になんと言っているか？　そうすると，何が起こるか？

- ◇ どうしてそれが本当に起こることがわかるのか？（恐ろしいことが起こるとする根拠は何か？）
- ◇ それはどのくらい深刻であるのか？
- ◇ 対処法としてはどのようなことがあるのか？
➢ 次の言葉が頭に浮かんできたら，それを見逃してはならない。
- ◇ 「しなければならない」
- ◇ 「すべきだ」
- ◇ 「いつも」
- ◇ 「決してない」

➢ これらの言葉が使われた自動思考は100％そうであるのかを考えること。よく考えてみれば，100％ということは滅多にないものである。言葉を次のように言い換えて自動思考を吟味すること。そのあとに生じる気分の大きな変化も認識すること。
- ◇ 「しなければならない」 ⇒ 「したい」
- ◇ 「すべきだ」　　　　　 ⇒ 「したい」
- ◇ 「いつも」　　　　　　 ⇒ 「しばしば」
- ◇ 「決して・・・ない」　 ⇒ 「めったに・・・ない」
- ◇ 「決してない」　　　　 ⇒ 「これまではなかった」
- ◇ 「できない」　　　　　 ⇒ 「難しいと思う」「これまではできなかった」

G. 失敗への対処のポイント

➢ 失敗したことで得られることについて考えてみること。
➢ 失敗した時の方が学ぶものは多いもの。
➢ うまくいかないということを失敗としてではなく，次にうまくなるための一つのステップであると受け止める。
➢ 失敗が本当の失敗であるのは，そこから何も得ようとしない時である。

　さらに，失敗への対処にあたっては，失敗した時に心の中に起こってくる，

対象喪失に伴う悲哀の反応の理解が役に立つ。

1. **対象喪失と悲哀の反応について**
   - ◇ 失敗した時に心の中に起こってくるのは，対象喪失に伴う悲哀の反応である。
   - ◇ 何かを成し遂げようとする時，それは自分にとって愛すべき対象となる。しかし，それが失敗に終わった時，対象喪失を体験する。

2. **対象喪失の過程**
   - ◇ まだ失ってはいないのではないか，まだ取り戻せるのではないか，どうして失ってしまったのだろうかなどと言う，抗議や対象喪失の否認の段階。
     - ・このような時，いらだったり，怒りの感情を生じる。
   - ◇ 次の段階に入り，失ってしまったという現実を認識すると，絶望と失意が強くなり，抑うつ状態や無欲状態に陥る。
     - ・このような時，否定的観念が強くなる。
   - ◇ 抗議の段階や抑うつ，絶望の段階を経て，新しい対象の獲得へと心は向かう。
     - ・抗議の段階や抑うつの段階をうまく通過できないと，失った対象にしがみつき，怒りや抑うつ的な感情から抜け出すことができない。

➢ 失敗した時に，イライラし，抑うつ的になり，絶望的になることはごく自然な反応。そのような状態にある自分を認めないと，次の段階へと移れない。

➢ こうした状態は一時的な異常事態であって，通常の自分とは異なった状態であるという認識が重要。

➢ この異常事態にある自分を本来の自分であると思い込むと，誤った自動思考にとりつかれるようになる。

➢ 落ち込んで意欲がわかない時には，休息の必要な状態であると割り切り，一時的に関係する事柄から離れ，休息の時間とするのも必要。

➢ 失敗して，対象喪失に伴う悲哀の反応に直面した時を想定し，どのように考え，どのように行動したらよいかをあらかじめ計画できると，直面するストレスに対する過度な恐れを軽減できる。

➤ 万一，失敗が現実となった時には，その時々の自分の考えや感情を自分にフィードバックし，第三者的な立場から恐れることなく，対象喪失に伴うごく自然な反応をしている状態を観察してみると，どのようにとらえたらよいか，次にどうしたらよいかが明らかになる場合が多い。

H. コーピング行動を起こすための手順・ヒント

コーピング行動として，以下の手順が一例として推奨されている。
① ストレス源あるいはストレス反応を，解決すべき問題として定義する。
② 問題を解決するための現実的な目標をできるだけ具体的に設定する。
③ できるだけ広範な行為の選択肢を作成する。
④ もし，他の人たちが同じようなストレス問題を処理するよう求められたら，どう反応するか，想像し考えてみる。
⑤ 考え出した解決策，それぞれの長所，短所を評価し，解決策を最も実際的でなく望ましくないものから最も実際的で望ましいものまで順序に並べる。
⑥ イメージの中で，その解決方法とそれを行う様子，そのあとの結果についてリハーサルを行う。
⑦ 最も受け入れやすく実行可能な解決策を試してみる。
⑧ 失敗を予測しておく。しかし，試みられたということ自体が評価に値するものであるという前提で行う。
⑨ 問題解決の試みという観点から，はじめの問題を考え直してみる。
　ストレスが意味あるものとして自分にフィードバックされるのは，「何を成しえたか」ではなく「どのように行ったか」という過程と，その評価が重要である。

また，坪井によるストレスに負けないための方法をまとめてみると以下のようである。
① 問題の情報を得るために，他の人たちと話をする。

② 過去にストレスに満ちた出来事にどう対処したか，を振り返ってみる。考えられる対処技能はおそらく自分のレパートリーの中にすでに存在している。そして，それらの対処技能は現在のストレス状況にも転用できる。
③ ストレスに満ちた出来事を，より小さくて，より管理しやすい課題に分割する。
④ それぞれの小さなストレスをコントロールするやり方のメンタルリハーサルを行う。
⑤ 起こりうるどのような失敗や落胆も，問題解決過程を再度やり直すのに必要なフィードバックだとみなす。

2. ストレスマネジメント

　個人にとってのストレスマネジメントの目標の一つに，個人のストレスに対する耐性を高めることがあげられ，具体的事項としては，運動，休養・睡眠，栄養，生活習慣，リラクセーション，社会的支援（人間関係）などが知られている。以下にそれぞれのポイントをまとめる。

A. ストレスマネジメントとしての運動について

　運動不足に陥りがちな現代の日常生活にあって，メンタルヘルスケアにおいても運動指導が重要となる。
➤ 身体的に充実していないと，それだけでストレスに対する抵抗力は弱まることは経験的にも知られている。運動には，ストレス耐性との関連において，身体機能を調整し，高めるだけではなく，運動によるリラクセーション効果やリクリエーション効果の他に，自己達成感や自己効力感などの心理的，認知的側面への効果も指摘されている。

➤ 運動をつうじて，普段付き合っている人以外の人たちとの関係も生まれ，社会的支援に結びつくことにより，ストレスの緩衝要因としての作用も期待できる。
➤ これまでのいくつかの疫学調査では，運動習慣のある者はない者と比べ，高い精神健康度を維持し，抑うつ気分が低いことや，臨床的うつ病に罹患する相対危険度が低いことなどが認められており，日常生活の中に運動を導入することはストレス対策として有効であることが示唆されている。
➤ 笹澤は，諸説をふまえ労働者のストレスとその対処法としての運動の関係を図3-3のように示し，疫学研究をもとに次のような「適度な運動としての条件」を指摘している。
　◇ 長い期間継続できること。
　◇ 運動を行う人の性・年齢・体力・興味・健康状態に合った種目であれば良い。
　◇ 強度は，最大筋力や最大酸素摂取量の40〜60％程度（＊）が適切。

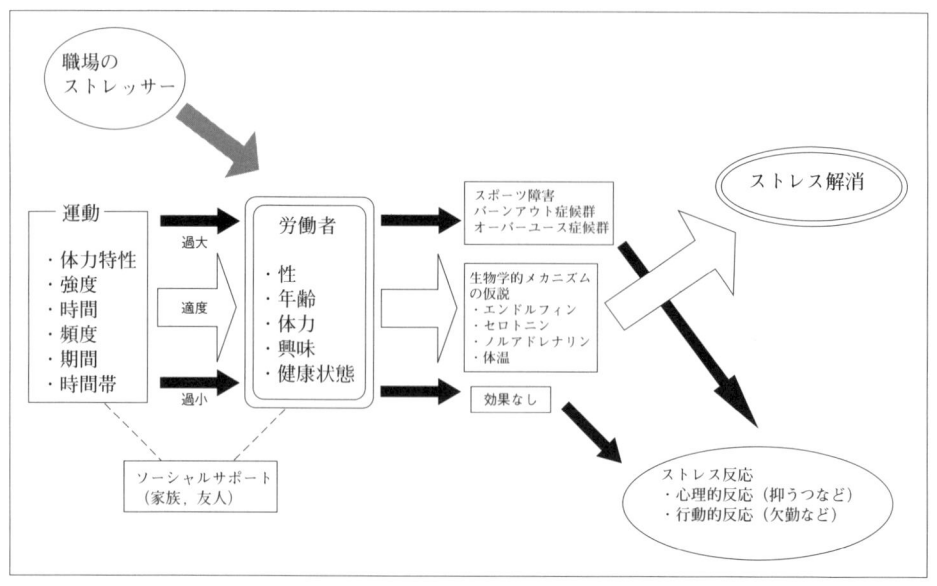

図3-3　労働者のストレスと対処法としての運動との関係

＊運動生理学で研究されたトレーニング理論の過負荷の原則（ルーの法則）と一致する値。過負荷の原則とは，筋力トレーニングの場合，最大筋力の30％以上でないとトレーニング効果がなく，最大筋力の40から60％で効果は最大となり，それ以上強度をあげても40～60％のレベルと同じ効果であり，適切な負荷によって最良の効果が期待できるということを意味する。

◇ 運動時間は30分から1時間程度。頻度はほぼ毎日。期間は年間を通して。

◇ 時間帯は生活時間を考慮し朝でも昼でも夜でも実施者が運動を行える時間帯で良い。ただし，良質な睡眠のためには，運動の実施時間帯は午前より午後がよく，寝る直前の時間帯は避けたほうがよいとされている。

➢ 一方，「運動嫌い」な者に対し運動を強いることは一層ストレスとなる可能性があり，運動の必要性の啓蒙を介した自発的な運動の導入を待つことの必要性も指摘されている。

➢ なお，労働現場においては，「時間がない」者や「場所がない」ために運動ができない状況にある者に対する環境整備などの措置が必要であったり，また，自主的にいろいろな運動に取り組む機会を増やす意味で，軽スポーツメニューの提供，イベントの開催，運動施設の設置，外部施設の利用契約なども重要な施策となる。

➢ 労働省平成11年度「作業関連疾患の予防に関する研究」労働の場におけるストレスおよびその健康影響に関する研究報告書には，運動によるストレス解消効果をアピールしていくことが必要と考え，報告書巻末の成果物として，「ストレス対策」研究グループが研究調査を基に作成した，勤労者に対し，日常生活における身体活動実施の動機付けとなるリーフレット＊が紹介されている。

＊なお，リーフレットでは，身体活動や運動はストレスへの解消効果が認められるが，それ自体も大きいストレッサーとなりうるので，呼吸や筋弛緩法など日常生活に取り組みやすい活動や身体の不快感を解消するための活動を取り上げたり，あるいは自然と親しむと言った日常生活の延長線上で行えるような活動も取り上げている。

〜〜〜〜〜〜〜〜〜〜〜リーフレットより一部抜粋〜〜〜〜〜〜〜〜〜〜〜

からだを動かしてリラックスしませんか

いろいろなストレス解消法がありますが，適度にからだを動かしてリラックスする方法もあります。職場でも簡単に取り入れられるので，ぜひ試してみてください。

からだを動かして，緊張したからだをときほぐしたり，ストレスの原因から少し離れてみる，別の自分を見つける，さらにストレスに対する抵抗力を高めるなど，からだを動かすことで，ストレスとうまくつきあうことができます。

ストレス解消のためにからだを動かす方法には，決まったルールはありません。
気が向いたときに，自分が楽める活動に取り組んでみてください。
ただし，ほかのストレス解消法と同じように，あうかあわないか人それぞれ違います。
むりに勧めることは避けてください。

1. まず呼吸から

からだが緊張してくると，呼吸が浅く，早くなってきます。
大きく深呼吸をするだけでも，緊張が少しときほぐされていきます。
また，ゆっくりと長い息を吐くと，リラックスすることも知られています。
中国には，こういった呼吸を蚕がゆっくりと細い絹を吐いていく様子にたとえて，「春蚕吐糸綿々不断」という言葉で表すことがあります。
こんな，イメージでゆっくりと細い息をできるだけ長く吐いてみてください。

2. からだの緊張をやわらげる

緊張すると筋肉が収縮して自然とからだがこわばってきます。
でも，緊張した筋肉のこわばりをときほぐすと，こころもリラックスすることができます。
筋肉をゆるめようとしても，なかなかゆるんできません。
そこで，少しだけ筋肉に力を入れてから力を抜くと，筋肉の緊張はずっとゆるみやすくなります。
肩がこわばったときは，肩をぎゅっと縮めて10秒ぐらい保ってから，力を抜いてみましょう。
ほぐれた所に血行が戻り，あたたかくなるのが感じられましたか？
筋肉が緊張した感じと，ゆるんでいく感じを，いろいろな場所で確かめて下さい。

3. 瞑想にふける

トランス体操と言いますが,体操といっても決まった動きがあるわけではありません。床にあぐらをかいたり楽な格好をして,自分の好きな音楽を流しながら,からだに任せて上半身を自由に動かします。

何も考えずに最初は首や腕などをゆっくりと動かしてみましょう。

4. 自然と親しむ

郊外をのんびりと歩いたり,自転車に乗ってみる,
ちょっと本格的にハイキングに出かける,
あるは,花を植えたり釣りをするなど,
自然にふれてすごしてみませんか。
夏は海水浴,冬はスキーというように,季節に応じた活動も楽しんで下さい。
カヌー教室や,探鳥会,星を見る催しなどが開かれていれば,そういったところに出かけてみませんか。
新しい発見があるかも知れません。

5. いろいろなスポーツにトライアル

からだの調子が悪いと,ちょっとしたことでも気になったり,他の人に対してゆとりを持って接することができなくなったりします。

逆に体調がよいと,少しくらいストレスがかかっても,あまり影響を受けなくてすますことができます。

また,ふだんからスポーツしている人は,ストレスレベルが低いことが知られています。

ですから,スポーツがそれほど嫌いでなければ,何かスポーツに挑戦してみませんか。
マイペースで行なえるウォーキングやジョギング,水泳,
いろいろな人たちとコミュニケーションを楽しみながら行うテニスや野球といった球技など,自分で楽しめるスポーツがあればぜひ取り組んで見てください。
公共施設やスポーツクラブなどの,初心者向けの教室に参加するのも良いでしょう。
ただし,昔経験したスポーツを再開するときは要注意。
初心に戻って,まずゆっくりとペースを落として,少しずつなれていってください。

～～～～～～～～～～～～～～～～～～～～～～～～～～～～～～

B. ストレスマネジメントとしての睡眠・休養について

過労や余裕のない状態では、日常の些細なことに対しても、イライラしやすくなるように、同じ程度のストレスであっても、身体的、心理的、行動面にもその影響が大きく現れることは知られている（表3-1）。

表 3-1　脳・心臓疾患の発症と睡眠時間に関する報告

調査結果	有意性	報告者
心筋梗塞発症前1週間の睡眠現象のリスク1.1で有意差なし	なし	豊嶋英明ら（1995）28)
発症前1週間内の1日当たり1時間以上の睡眠時間減少の急性心筋梗塞発症のオッズ比3.9	あり	田辺直仁ら（1993）29)
発症前1週間内の1日当たり1時間以上の睡眠時間減少の慢性冠疾患発症のオッズ比は0.8	なし	
睡眠時間7時間未満の高血圧発症のハザード比0.87	なし	中西範幸ら（1999）18)
睡眠時間6時間以下（又は9時間以上）で虚血性心疾患を含めた全死亡率が高い	あり	Berkmanら（1983）30)
睡眠時間6時間未満（又は10時間以上）で狭心症、心筋梗塞の有病率が極めて高い	あり	Partinen.Mら（1982）25)
心筋梗塞発症前10年間の睡眠時間6時間未満のオッズ比3.2	あり	志渡晃一（1995）19)
睡眠時間6時間以内と6時間以上で血圧有意差なし	なし	栃久保修ら（1994）31)
睡眠時間5時間以下の群の1年以上追跡調査で脳・心事故発生率は、睡眠時間6から8時間群に比べ1.8倍　但し、9時間以上の群も2.4	あり	倉沢高志ら（1993）26)
睡眠時間4～5時間（普段の60％以下の睡眠が1か月継続した状態）の慢性疲労状態でカテコラミンの分泌低下により最大運動能力が低下	あり	田辺一彦（1994）32)
睡眠時間4時間以下の男性で、冠動脈性疾患死亡率は、睡眠時間7～7.9時間の人の2.08倍	あり	Klipke.DFら（1979）27)
睡眠時間3～4時間で翌日、血圧と心拍数が有意に上昇	あり	斎藤和雄ら（1992）33)
睡眠時間3時間以内（1日のみ）の翌日、安静時、運動時ともに心拍数、心拍出量が有意に低下	あり	長田尚彦ら（1992）34)

脳・心臓疾患の認定基準に関する専門検討会報告書より
H13. 11. 16　脳・心疾患の認定基準に関する専門検討会

第3章

　最近の職場状況においては，恒常的長時間残業や休日出勤のほか，住宅事情による遠距離通勤者の増加などにより，適度な睡眠・休養の確保が困難な状況に置かれることも少なくない。

　逢坂は，通勤時間と健康影響との関連性を検討し，体調（図3-4），ストレス状況（図3-5），食事状況（図3-6），睡眠（図3-7）に対する影響を指摘している。

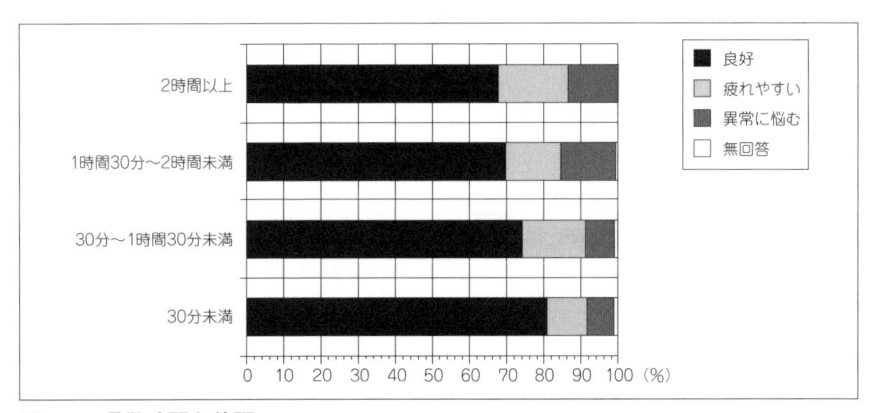

図3-4　通勤時間と体調

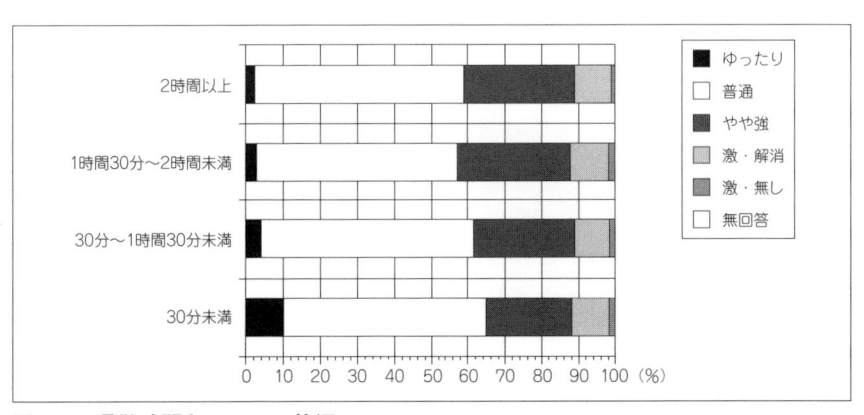

図3-5　通勤時間とストレス状況

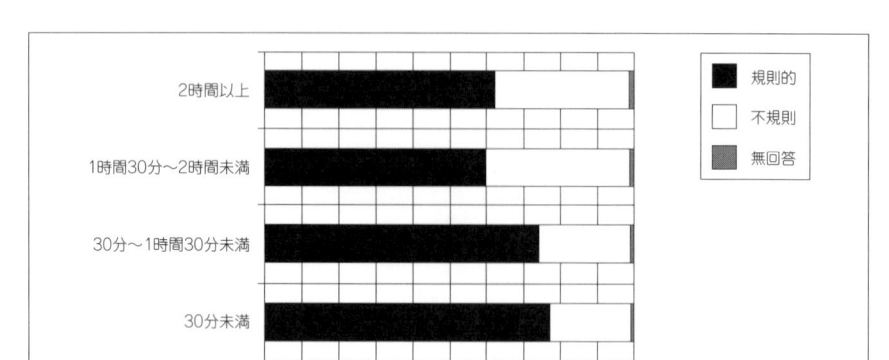

図 3-6 通勤時間と食事状況

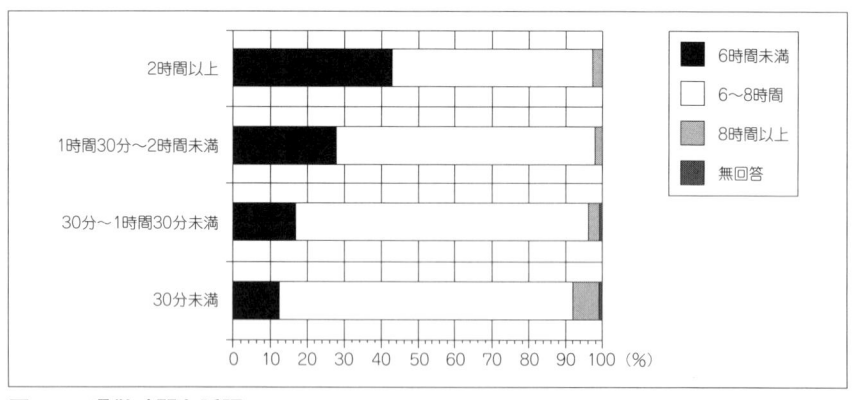

図 3-7 通勤時間と睡眠

1. 睡眠不足の人が増加している
➢ 97 年に健康・体力づくり事業財団が全国 3,030 人を対象に行った調査結果
　◇ 「睡眠で十分に休養がとれていない」と訴える人が 23.1 %
　◇ 夜中に目が覚めてしまう「中途覚醒」は 15.0 %（高齢者に多い）
　◇ また，仕事や授業の最中に眠くなる「日中の眠気」も 15.0 %（20 代，30 代の若い人に多い）
➢ NHK の国民生活時間調査では
　◇ 1970 年の日本人の平均睡眠時間は 7 時間 57 分

◇1990年になると平均睡眠時間は7時間39分に減っている。
　◇深夜零時まで起きている人も，1960年には日本人全体の2.4％
　◇1990年には13％に増えている。

2. 夜勤などの変則勤務に伴う睡眠の問題

　また，今や日本の総労働人口の3分の1が，夜勤などの変則勤務をしているという。この変則勤務が体調不良と関連することもある。このような労働者にみられる睡眠障害は，人間が本来起きて活動すべき時間帯とは異なった時間帯に活動し，からだの生体リズムに逆らった生活をすることから引き起こされるものとされている。

　　◇具体的な対策として，長期に変則勤務を続ける場合は，勤務に合わせた生体リズムになるような工夫が望ましい。
　　◇不規則な時間帯の勤務の場合は，日勤時の生体リズムを壊さないように夜勤時に適度の仮眠を取る。
　　◇また交替勤務では，人間の体内時計の本来のリズムが25時間周期であることから，1日の長さが長くなる方向のローテーション，つまり，日勤，準日勤，深夜勤の順番にする。

3. よくある不眠症（神経症性不眠）対応のポイント

➢ 睡眠不足を訴えている人をモニターして調べてみると，実はけっこう寝ていることが多い。これを睡眠誤認という。
➢ その背景には「毎日きちんと寝なくてはいけない」という不眠に対する恐怖がある。
➢ 「もし寝られなかったら，明日たいへんだ」などと思うと，ますます寝られなくなる。
➢ 不眠の恐怖が募って医者に行き，睡眠薬をもらって寝られるようになると，今度は「睡眠薬には習慣性があるから」と心配する。
➢ そこでまた薬を飲まなくなり，再び寝られなくなるという人がいる。
➢ 最近の睡眠薬は安全で，大量に飲んでも死ぬことはない。
➢ それに，医師の指示通り飲めば，習慣性の心配もない。

➢ あまり「毎日決まった時刻に規則正しく眠ろう」「毎日8時間眠ろう」などと思う必要はない。
➢ 神経質にならないことが快適な睡眠のコツ。
この他にも，次のような快適な睡眠をとるためのアドバイスのポイントが知られている。

4. 快適な睡眠を得るコツについてのアドバイスのポイント
➢ 寝る前にお茶やコーヒーなどカフェインは控える。
➢ 寝酒はだんだん量が増えるし，夜中に目覚めるのでしない。
➢ 体温が上がると寝付きが悪くなるので，寝る前の風呂はぬるめに。
➢ 寝る前には，食事やジョギングなど激しい運動はしない。
➢ 寝室はあまり明るくしない。
➢ 朝起きて，冷たい水で顔を洗い，冷たいジュースを飲み，朝の光に当たってストレッチをする。
➢ 朝，太陽の光を浴びて駅まで歩くなど。

5. 睡眠時間についてのアドバイスのポイント
➢ 睡眠をコントロールする脳は，睡眠不足量をもとに眠りの質を決定している。
➢ 連続して覚醒していた時間が長いほど，深い眠りが多量に出現する。
➢ これが睡眠不足の埋め合わせに大きな役割を果たす。
➢ 睡眠不足があれば，それが当夜の眠りに反映されて深い眠りがいつもより多く出現し，わざわざ意識的に長く寝なくても，不足分を質で補うことになる。
➢ 健康な成人では，2種類の眠り（ノンレム睡眠とレム睡眠）が約1時間半の単位をつくり，いくつかの単位がまとまって一夜の睡眠を構成している。
➢ 夢を見たり，目が覚めやすい状態は，からだの力は抜けているが脳は動いているレム睡眠の時。
➢ 最初の2単位つまり寝入りばなの約3時間の間に，大変質のよい大切な眠り（深いノンレム睡眠）がまとめて出現する。
➢ 以後は，各単位の終了時ごとに目覚めやすくなり，寝入った時刻からおよそ4.5時間，6時間，7.5時間後に起きるようにすれば，目覚めの気分もよい。

➤ つまり，一夜に3～5単位の睡眠をとればよいことになる。

休養に関しては，旧厚生省から健康づくりのための栄養指針・運動指針につづいて公表された「休養指針」とあわせて，以下のポイントを紹介する。

6. 健康づくりのための休養とは

➤ 健康づくりのための休養には，「休む」ことと「養う」ことの二つの機能が含まれており，各個人の健康や環境に応じて，これら両者の機能を上手に組み合わせることにより，健康づくりのための休養が一層効果的なものとなる。

➤ 「休」の要素は，主として，労働や活動などによって生じた心身の疲労を，安静や睡眠などで解消することにより，疲労からの回復を図り元の活力を持った状態に戻し，健康の保持を図る。受動的で静的な休養に当たる。

➤ 「養」の要素は，明日に向かって英気を養うと言うように，主体的に自らの身体的，精神的，社会的な機能を高めることにより，健康の潜在能力を高め，健康増進を図る。たとえば，積極的な社会参加や自ら創りあげたゆとりあるライフ・スタイルの実践のようなものであり，ここには個人の価値判断も関与してくるため，能動的，活動的でかつ独自性の高い休養にもつながる。

健康づくりのための休養指針　　　　　　　　（旧厚生省より）

1) 生活にリズムを
　・早めに気付こう，自分のストレスに
　・睡眠は気持ちよい目覚めがバロメーター
　・入浴で，からだもこころもリフレッシュ
　・旅に出かけて，こころの切り換えを
　・休養と仕事のバランスで能率アップと過労防止

2) ゆとりの時間でみのりある休養を
　・1日30分，自分の時間をみつけよう
　・活かそう休暇を，真の休養に
　・ゆとりの中に，楽しみや生きがいを

3) 生活の中にオアシスを
 ・身近な中にもいこいの大切さ
 ・食事空間にもバラエティを
 ・自然とのふれあいで感じよう，健康の息ぶきを
4) 出会いときずなで豊かな人生を
 ・見出そう，楽しく無理のない社会参加
 ・きずなの中ではぐくむ，クリエイティブ・ライフ

健康づくりのための休養指針は，以下に示すように，生活リズムからみた休養，時間的要素からみた休養，空間的要素からみた休養，社会的要素からみた休養の4つの柱で構成されている。

1) 生活にリズムを

生活にリズムをもたせることは，生活にメリハリを与え，健康的な生活の源泉となる。睡眠時間，食事時間，自由時間などの生活時間にリズムが失われているようであれば，リズムを戻し，その中に休養も取り入れる。

☆**早めに気付こう，自分のストレスに**

生活のリズムが乱れていると，疲労やストレスは気付かぬうちに忍び込みやすいもの。

精神的ストレスは悩みや葛藤のみならず，仕事への集中や対人関係での緊張が続くことなどによって起こる場合もあり，そのようなストレスに気付き，うまくコントロールしていくことが大切。

☆**睡眠は気持ちよい目覚めがバロメーター**

睡眠時間は個人差や年齢差が大きいため，一律に何時間が適当であると言うことはできませんが，気持ちよく目覚めるためには，時間的には少なくとも6時間の睡眠が標準的とされており，質の高い睡眠をとることが重要。

睡眠の質の高さは，例えば，起きた時の目覚めのすっきりさの他に，入眠の早さや途中で目が覚めないといったことでとらえる。質の高い睡眠がとれていれば，6時間以下の睡眠であっても問題のない場合もある。

睡眠時間は長ければよいというものではなく，また，日によって睡眠時間や就床，起床時間が大きく変わることは，生体のリズムを乱すという意味で好ま

しくない。
☆入浴で，からだもこころもリフレッシュ
　入浴には，心身の疲労や緊張をときほぐしたり，血液，リンパ液の循環や代謝機能を促進するなどの効果がある。
　年齢や身体状況に応じて入浴を上手に活用を。
☆旅に出かけて，こころの切り換えを
　ときには日常性から離れて旅行に出かけるなど，こころの切り換えを図ることも，能動的な休養の一つ。
☆休養と仕事のバランスで能率アップと過労防止
　仕事に見合った休養をバランスよく取ることが，過労防止のためばかりでなく，能率よく働くためにも重要。
2）ゆとりの時間でみのりある休養を
　休養は，自分にとって無理がなく長続きするものを工夫しながら創りあげていくことが大切。
☆1日30分，自分の時間をみつけよう
　1日30分ほどでもいいから自分の時間を作って，読書や音楽を聴くなどのんびりとしたひとときを過ごす。
☆活かそう休暇を，真の休養に
　休日や休暇の時には，疲れを十分とった上で，趣味や余暇活動など自分なりのゆったりとした休養にあてる。
　長めの休暇を取り，日常の健康状態をチェックしたり，あるいは保養地などの健康増進施設において健康づくりのための運動などを体験したりすることも休養となる。
☆ゆとりの中に，楽しみや生きがいを
　自分なりの楽しみや生きがいを持っておくと，こころの切り換えがしやすく，ストレスの解消を図りやすい。ふだんからゆとりの気持ちを育んでおく。
3）生活の中のオアシスを
　日々の生活を健康で豊かな活力あるものに創り上げていくために，自分を取り巻く環境にもこころを注ぎ，潤いのあるオアシスづくりを心掛けておく。
☆身近な中にもいこいの大切さ

毎日の生活にどこか殺風景で潤いがないと感じたら、何か心地好いと感じる感覚的要素などを生活の中に工夫してみて、手軽に気楽にリラックスできるようにオアシスづくりをしてみる。

近くの公園など身近な場所も見つめ直し、よりよいいこいの空間として活用する。

☆**食事空間にもバラエティを**

ふだん何気なく囲む家庭の食卓に花などを添えてみたり、気分を変えてレストランなどで楽しく食事をしたり、あるいは自然の空気を浴びながらアウト・ドアで食事をするなど食事のひとときを取り巻く雰囲気や環境に変化をもたせて食事を楽しむ。

☆**自然とのふれあいで感じよう、健康の息ぶきを**

ときにはいつも目にしている景色や環境から離れて、山や海あるいは自然とのふれあいを大切にする。

4）出会いときずなで豊かな人生を

新たな出会いや様々なきずなは、自己の社会的活力を再発見し、養う契機ともなるものであり、大切にしたいもの。

☆**見出そう、楽しく無理のない社会参加**

社会活動に主体的に関与して、さまざまなコミュニケーションを図っていくことも、能動的休養の大切な要素。義務感から参加するのではなく、無理のない楽しい参加が基本。

たとえば、ボランティア活動、サークル活動などふだんの仕事の人間関係とは違うコミュニケーションへの主体的な関わりがある。

☆**きずなの中ではぐくむ、クリエイティブ・ライフ**

さまざまな社会活動に関与していくことはもちろん、日常の人との交流にも主体的に関わっていくことで、より豊かなクリエイティブ・ライフが築かれるもの。

個人の生活基盤である家庭においても、地域や学校活動などを通じた家庭内のきずなも主体的に築き上げる。

以上のように、健康づくりのための休養とは、単に身体を休めるというだけ

ではなく，受動的な「休」の要素と能動的な「養」の要素から成る底辺の広いものであり，しかも，各個人にとってアプローチしやすいものから工夫しつつ生活の中に取り入れていくことが基本となる。

C. ストレスマネジメントとしての食事・栄養について

食生活のリズムの狂いもまた，ストレスにつながると考えられる。確かに，夜食や欠食が多い人，おなか一杯食べる傾向の人，調理ずみ食品をよく食べる人のほうが，イライラしたり，頭が重かったり，動悸や息苦しさを感じるなど自律神経失調症の症状を自覚しているという指摘もある。

毎朝，朝食を食べる習慣のある者のほうが，朝食を食べる習慣のない者よりもストレス耐性が高いことも知られている。

日常の食事が，日本人の栄養所要量の平均を超えているグループ（Aグループ）とそれに満たないグループ（Bグループ）を同じストレス下におき，ストレスの度合を調べた結果から，バランスのよい食事をとっているほうがストレスに対する抵抗性があることも指摘されている。

この他にも，ストレスと食事・栄養の関連に関して次のようなことが知られている。

➢ **ストレスに抵抗力がつく食べものは緑黄色野菜**

食品のなかで緑黄色野菜を中心とした野菜，果物，乳製品，魚介類などのビタミン，ミネラル，たんぱく質が多く含まれている食品が，ストレスに対する抵抗力を高めることが指摘されている。

➢ **たんぱく質をとる**

ストレスが加わると，副腎皮質ホルモンによって，たんぱく質が分解され，そのため窒素が尿のなかに排泄されることが知られている。

断眠などで生活のリズムが乱れた場合，窒素排出量が通常より6～20％増えるとされている。

たんぱく質は細胞の主要な構成成分であり，ホルモンや酵素を形づくっ

たり，血液中で酵素を運んだり，ストレス下でのホメオスタシス機能を維持する上でも，ストレスによって分解されたたんぱく質を補給する必要がある。

➤ ビタミンCをとる

健康にとって重要な栄養素ビタミンCは，強いストレスを受けると，ビタミンCの消費が促進され，ビタミンC不足が起きやすくなる。

➤ ビタミンAやβ-カロチンをとる

ストレス時は胃腸の粘膜障害が起きやすいので，粘膜を保護してくれるビタミンAの補給も積極的に。

また，ストレスで，からだの抵抗力が弱まると，酸化のため細胞が傷つき，老化を促進する原因にもなる。体内の酸化を抑えるβーカロチンをとり，ストレスによって起こる体内の酸化を抑えることができるとされている。

➤ 過労のときはビタミンBの補給を

ストレスでエネルギーの代謝が高まると，ビタミンB1，B2の消費が進み，補給が必要。

また，神経を使う仕事が続いたときや過労のときは，ビタミンB1が消費されているので，補給が必要。

*ミネラル分をとる

➤ カルシウム不足は神経などの興奮を高める

細胞膜を通して，物質の流れを調整するという重要な働きや神経の伝達にも欠かすことができないもの。不足した場合は神経や筋肉の興奮性が高まってしまうことが知られている。

➤ マグネシウム欠乏はうつ状態を引き起こす

マグネシウムが欠乏すると，筋肉のけいれんや，うつ状態，不安，錯乱などの精神症状を呈することがある。マグネシウムはエネルギー代謝や体温調節，神経の興奮，筋肉の収縮，ホルモンの分泌に関係しているので，ストレス時には，消費が増え，尿中に排出される量が減ることが知られている。

●ストレスに強くなる食生活アドバイスのポイント
　＊食事は規則正しくとり，欠食・間食はさける
　＊食事は楽しく，ゆっくり時間をかけて。
　＊やけ食い，衝動食いはしない
　＊緑黄色野菜や果物，牛乳，魚介類などをとり，偏食しないようにすることが重要
　＊たんぱく質，ビタミンA・Cを十分にとる
　＊カルシウムなどミネラル分を十分とる

D. リラクゼーション

　ストレスマネージメントの方法として，心身医学領域で応用されるさまざまな治療技法の中からもリラクゼーション技法として応用できるものがあり，その一部を紹介する。

1. 自律訓練法について

　自律訓練法は，自己暗示によって，段階的に心身のリラックスが得られるようにSchultzにより組み立てられた訓練法で，心身医学領域では，心身症や神経症の患者の治療に用いられている。

　最近では，企業やカルチャーセンターなどで健康人を対象にストレス緩和法，健康増進法としても用いられつつある。

　この訓練をやると危険な人，また注意深く行わなければいけない場合がある。原則として，急性期の症状の強い時や統合失調症（精神分裂病）圏の精神障害には適用しない方がよい。

　疾患の部位に関する練習（心臓疾患のある場合は第三公式，呼吸器疾患のある場合には第四公式など）は，行わない方がよいとされている。

　訓練を受けるときは，十分な知識と経験をもつ専門医や心理療法士の指導が望ましい。

　自律訓練法の標準練習を表3-2に示す。心身がリラックスする時はまず，手足の筋肉が弛緩する。その状態は，なんとなく手足が重たい，という感覚でと

表 3-2 自律訓練法の標準練習手順

公式0	背景公式	気持ちがとても落ち着いている
公式1	四肢重感公式	両手両足がとても重たい
公式2	四肢温感公式	両手両足がとても温かい
公式3	心臓調整公式	心臓が静かに規則正しく打っている
公式4	呼吸調整公式	楽に呼吸している
公式5	腹部温感公式	おなかがとても温かい
公式6	額部冷感公式	額が気持ち良く涼しい

らえられる。次に、筋肉が弛緩すると、血流が良くなるために手足の皮膚温が上がり、ほんのりと暖かさを感じるようになる。これを、意識の方から手足が重い、暖かいと自己暗示を加えることで心身のリラックス状態にいたる。

自律訓練の時の理想的な姿勢は、横になって全身を脱力した状態であるが、いすに座った姿勢でも可能。

公式1・2、つまり手足が重い、暖かい、という状態を意識する練習だけでもリラクセーション効果が期待できる。

2. 行動療法（バイオフィードバック法など）について

一群の心理学的治療法から成り立っており、心身医学領域では、神経症や心身症にみられる問題行動（不適応行動）の治療に用いられている。

行動療法全体を行うには、十分な訓練を積んだ専門家が必要。

行動療法の部分的技法である、筋弛緩法（リラクゼーション）、バイオフィードバック、カウンセリング（対人関係の技術の訓練）などが、民間でストレスマネージメントとして行われている。

筋弛緩法では、体の緊張、つまり筋緊張がほぐれた状態が精神面へフィードバックされ、心の緊張をほぐす事（リラクゼーション）につながる。つまり、効果的に全身の緊張をほぐせば、それだけ簡単に精神面も落ち着くことになる。そこで考え出された代表的な筋弛緩法として、ジェイコブソンの漸進的弛緩法やベンソンの弛緩反応法が知られている。

◇ Jacobson の漸進的弛緩法

　　筋肉に力を入れた時の感覚と筋肉を弛緩させた時の感覚を繰り返し感じることによって，四肢から始まり全身の筋肉の弛緩を得ようとするもの。
　　やや時間はかかるが，全身の筋肉が効果的に弛緩するのが自分でも分かり，効果が実感出来る方法。

① 静かな部屋で横になり，だらんと力を抜く
② 軽く目を閉じて，深い腹式呼吸をする
③ 右足に意識を向け，つま先をぎゅっと強く縮めて，数秒間その緊張を味わう
④ 息を吐きながら足の緊張を緩め，だらんとさせる
⑤ 息を完全に吐き出す時，体から緊張が出ていくのをイメージする
⑥ これを3回やってから左足に移り，同じ事を3回繰り返す
⑦ 次に右足と右のふくらはぎを緊張させ，吐く息とともに緩める
⑧ これを3回やってから，左足と左のふくらはぎに移り，同じ事を3回くり返す
⑨ 右の太ももからお尻の下までを緊張させ，緩めることを3回繰り返す
⑩ 左の太ももからお尻の下に移り，同じ事を3回繰り返す
⑪ 同じように，お尻，腹部，背中，肩，右手，左手，右腕，左腕の順番で緊張させてから緩めることを繰り返す
⑫ 顔の緊張と弛緩を繰り返す。鼻にしわを寄せ，口をすぼめ，あごを引き締めて顔をぐっとしかめ，その緊張を味わってから息を深く吸い，吐く息と一緒に緊張を残らず吐き出す
⑬ 全身の力を抜いて，リラクゼーション感覚を味わい，しばらくじっとしている

◇ Benson の弛緩反応法

　　ベンソンは，瞑想中にある人が酸素消費量，血圧，心拍数などが著しく低下して生理学的に深いリラクゼーション状態にあることを見いだし，より簡単に瞑想時と同様のリラクゼーション状態になる次のような方法を考案。
　　このレッスンは，なるべく静かな環境で行い，レッスン中の雑念は，放置。（雑念を追いかけない。考えまいと抑えつけない。そっと押し流す）

① 楽な姿勢で，静かに腰掛ける。就寝前には，横たわって実施しても良い。
② 目を閉じて，静かに呼吸をし，それに意識を集中し，息をゆっくり鼻から吐き出すたびに心の中で「ひとーつ」といった単純な言葉を唱え続ける。

③ 10〜20分間それを続け，全身の筋肉の弛緩を得る。

◇バイオフィードバック法

バイオフィードバック法は，電子機器を用いて，自分の脳波や筋電図，皮膚温をみながら，それを自己制御することを覚え，心身のリラックスを得る方法。(図3-8)(図3-9)

しかし，これらの方法はいずれも心身医学領域で治療に用いられているものの，一般のストレスマネージメントとして用いるには，より有用性の高い技法の確立にむけて，技術，副作用，効果についての専門的研究がさらに必要である。

3. その他　民間で行われているリラクゼーション

◇ヨーガ

ヨーガ（yoga）はサンスクリット語で「結合」あるいは「束縛」を意味し，宗教的目標を達成する手段であったが，現在では，宗教的行法を離れた一種の健康法としても広く知られている。わが国では，ヨーガ教室やヨーガ道場で指導されている。　正しい姿勢，呼吸法，瞑想の三味一体で，

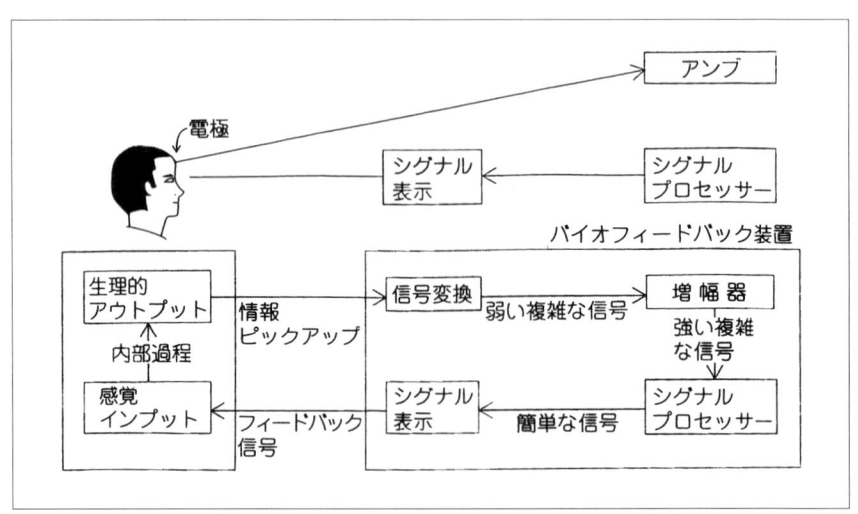

図3-8　バイオフィードバックの要素（Gaarderより一部改変）
EMGなどの生体内情報を取り出し，被験者にわかりやすい形の情報としてフィードバックする。被験者はこの新しい情報を手がかりに自律反応の変容を試みる。

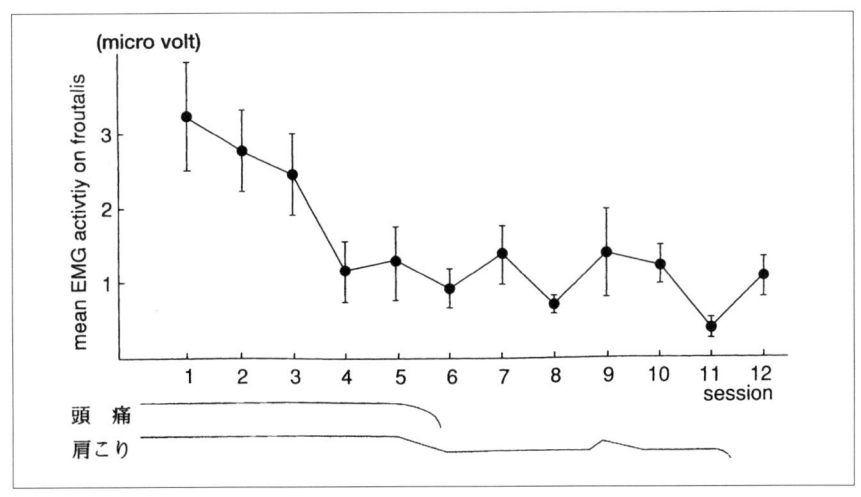

図3-9　筋電図フィードバック

からだとこころのコントロールをめざす。ストレス緩和法として有効であるとされる。
◇瞑想法の一種でもある「軟酥の法」
　「軟酥」（なんそ）とは，乳を煮詰めて作るバターのようなもの。江戸時代の医僧とも称せられる禅僧白隠の実践した「軟酥の法」は，以下のようなイメージをもとに，体の状態をコントロールし，リラックス状態をつくる暗示法として知られている。
① 静かな部屋に座って目を閉じ，ゆっくりと深い呼吸をする
② 額の上にニワトリの卵くらいの大きさの軟酥（バターのようなもの）が乗っているとイメージする
③ その軟酥は，とてもいい匂いで，体を浄化する成分が練り込んであるとイメージする
④ しばらくすると，自分の体温で軟酥が溶け始め，額からたらりたらりと流れ出して頭の中に染み込んでくるとイメージする
⑤ 脳の中，前頭葉から脳全体に溶けた軟酥が染みわたり，目，鼻，口，首へと順番に流れていくとイメージする

⑥ 肩，両腕，両手の指の先にまで流れていくとイメージする
⑦ それと同時に，肺，心臓，胃，腸，肝臓，腎臓と，内臓を潤していくとイメージする
⑧ 背骨，肋骨，腰骨，尾てい骨，足の骨など，全身の骨の中にも軟蘇が染み込むのをイメージする
⑨ 足の先，手の指先まで行き渡った軟蘇は，そこから体の外に流れ出すとイメージする
⑩ その時，体の凝り，痛み，心の悩みもすべて，溶けた軟蘇が吸い取って流れ出るとイメージする

◇ 音楽

音楽の効果

1. 鎮静効果～緊張をほぐす，ストレス解消，心地よさ，ゆったりした気分
   静かな曲，テンポの遅い曲，低音，1/fゆらぎ
2. 覚醒効果～気分転換，発散，やる気
   テンポの速い曲，大きな音量，高音
3. マスキング効果～外界からの隔離，苦痛や痛みの軽減
   鎮静効果のある曲

音楽によって気分を調整する場合の選曲（同質の原理による）

1. まず，気分にあった曲を聴く（暗い気分の時は暗い曲）
2. 次に中間的な曲
3. 目標とする気分に近い曲

◇ アロマテラピー

「アロマテラピー」という用語は，フランスの化学者，ルネ・モーリス・ガットフォセが1920年代に造語したもの。古代エジプトの昔から使われていた精油の治癒力を再発見して近代医学に取り入れ，アロマテラピーという概念をつくる。人間の嗅覚は五感の中でも原始的で直感的といわれ，生理反応に直接働きかけることは知られている。香りの情報が脳にメッセージとして伝えられ，それによって心の緊張がとけ，リラクセーションにも有効であるとされる。

1. 神経を鎮め，リラックスさせたい

サンダルウッド，ラベンダーなど
　2．ぐっすりと眠りたい
　　　ラベンダー，ローズなど
　3．眠気を覚ましたい
　　　レモンなどの柑橘系の香りやペパーミントなど
　4．仕事に集中したい
　　　ヒノキやユーカリなど森の木々の香りなど

　今後，これらの経験的にその有用性が知られているリラクセーション法に関しても，一般のストレスマネージメントとして用いるため，より有用性の高い技法の確立にむけて，その技術，副作用，効果についての専門的研究がさらに必要である。

～～～～～～～～～～～～～～～～～～～～～～～～～～～～～～～

　東邦大学心療内科の坪井教授は，よりよいストレスコーピングにより，自分を過大に評価したり，過小に評価することもなく，あるがままに受け入れ，ストレスをストレスとして受け入れ，自分を向上させるための適度な刺激となるよううまくコントロールできるようになれば，身体的にも，心理的にも，社会的にもよりよい状態が得られるものであると指摘している。そのように，個々の労働者が職場ストレスのコントロールをし，仕事と健康の調和がはかれるように，個々の労働者へのセルフケア支援が，よりよいストレスマネジメントの改善につながることを期待したい。

資 料

【資料】
(資料1) 平成11年9月14日労働省「心理的負荷による精神障害等に係る業務上外の判断指針」
(資料2) 平成12年8月9日基発第522号「事業場における労働者の心の健康づくりのための指針」
(資料3) 平成14年2月12日付基発第0212001号「過重労働による健康障害防止のための総合対策について」

資料1:【心理的負荷による精神障害等に係る業務上外の判断指針】について

労働省では,「心理的負荷による精神障害等に係る業務上外の判断指針」(以下「判断指針」という。)を策定し,平成11年9月14日付けで都道府県労働基準局長あて通達(基発第544号)。

(以下労働省発表資料より)
「心理的負荷による精神障害等に係る業務上外の判断指針」の概要

1 業務上外の判断の基本的考え方
精神障害等の業務上外は,精神障害の発病の有無,発病時期及び疾患名を明らかにした上で,①業務による心理的負荷,②業務以外の心理的負荷,③個体側要因(精神障害の既往歴等)について評価し,これらと発病した精神障害との関連性について総合的に判断することとする。

2 判断要件
業務上外の判断要件は,次のとおりとする。
(1) 対象疾病に該当する精神障害を発病していること。
(2) 対象疾病の発病前おおむね6か月の間に,客観的に当該精神障害を発病させるおそれのある業務による強い心理的負荷が認められること。
(3) 業務以外の心理的負荷及び個体側要因により当該精神障害を発病したとは認められないこと。

3 業務による心理的負荷の評価
(1) 評価方法
精神障害発病前おおむね6か月の間に,①当該精神障害の発病に関与したと考えられるどのような出来事があったか,②その出来事に伴う変

化はどのようなものであったかについて，職場における心理的負荷評価表（別表1）を用いて，業務による心理的負荷の強度を評価し，それらが精神障害を発病させるおそれのある程度の心理的負荷であるか否かを検討することとする。

なお，出来事に伴う変化を評価するに当たっては，仕事の量，質，責任，職場の人的・物的環境，支援・協力体制等について検討することとするが，特に，恒常的な長時間労働は，精神障害発病の準備状態を形成する要因となる可能性が高いとされていることから，業務による心理的負荷の評価に当たっては十分考慮することとする。

(2) 精神障害を発病させるおそれがある程度の心理的負荷の判断

業務による心理的負荷が，精神障害を発病させるおそれがある程度の心理的負荷と評価される場合とは，別表1の総合評価が「強」とされる場合とし，具体的には次の場合とする。

①出来事の心理的負荷が強度「Ⅲ」で，出来事に伴う変化が「相当程度過重な場合」

②出来事の心理的負荷が強度「Ⅱ」で，出来事に伴う変化が「特に過重な場合」

(3) 特別な出来事等の取扱い

次の状況が認められる場合には別表1によらず総合評価が「強」とされる。

・生死に関わる事故への遭遇等心理的負荷が極度のもの
・業務上の傷病により療養中の者の極度の苦痛等病状急変等
・生理的に必要な最小限度の睡眠時間を確保できないほどの極度の長時間労働

4 業務以外の心理的負荷の評価方法

職場以外の心理的負荷評価表（別表2）の評価で，出来事の心理的負荷が強度「Ⅲ」に該当する出来事が認められる場合には，その出来事の内容を調査し，その出来事による心理的負荷が精神障害を発病させるおそれのある程度のものと認められるか否か検討する。

5 個体側要因の評価方法

個体側の心理面の反応性，脆弱性を評価するため，①精神障害の既往歴，②生活史（社会適応状況），③アルコール等依存状況，④性格傾向について評価し，それらが精神障害を発病させるおそれがある程度のものと認められるか否か検討する。

6 業務上外の判断

業務上外の具体的判断は，次のとおりとする。
(1) 業務による心理的負荷以外には特段の心理的負荷，個体側要因が認められない場合で，業務による心理的負荷が別表1の総合評価が「強」と認められるときには，業務起因性があると判断する。
(2) 業務による心理的負荷以外に業務以外の心理的負荷，個体側要因が認められる場合には，業務による心理的負荷が別表1の総合評価が「強」と認められる場合であっても，業務以外の心理的負荷，個体側要因について具体的に検討し，これらと発病した精神障害との関連性について総合的に判断する。

なお，業務による心理的負荷の総合評価が「強」と認められる場合であって，次のイ及びロの場合には業務上と判断する。
イ 強度「Ⅲ」に該当する業務以外の心理的負荷が認められるが，極端に大きい等の状況にないとき。
ロ 個体側要因に顕著な問題がないとき。

7 自殺の取扱い

うつ病や重度ストレス反応等の精神障害では，病態として自殺念慮が出現する蓋然性が高いとされていることから，業務による心理的負荷によってこれらの精神障害が発病したと認められる者が自殺を図った場合には，精神障害によって正常の認識，行為選択能力が著しく阻害され，又は自殺を思いとどまる精神的な抑制力が著しく阻害されている状態で自殺したものと推定し，業務起因性を認めることとする。

別表1
職場における心理的負荷評価表

出来事の類型	具体的出来事	(1)平均的な心理的負荷の強度 心理的負荷の強度 I	II	III	(2)心理的負荷の強度を修正する視点 修正する際の着眼事項	(3)出来事に伴う変化等を検討する視点 出来事に伴う問題、変化への対処等
① 事故や災害の体験	大きな病気やケガをした			☆	被災の程度、後遺障害の有無・程度、社会復帰の困難性等	○仕事の量（労働時間等）の変化 ・所定外労働、休日労働の増加の程度 ・仕事密度の増加の程度 ○仕事の質・責任の変化 ・仕事の内容・責任の変化の程度、経験、適応能力との関係等 ○仕事の裁量性の欠如 ・他律的な労働、強制性等 ○職場の物的・人的環境の変化 ・騒音、暑熱、多湿、寒冷等の変化の程度 ・職場の人間関係の変化 ○会社の講じた支援の具体的内容・実施時期等 ・訴えに対する対処、配慮の状況等
	悲惨な事故や災害の体験（目撃）をした		☆		事故や被害の大きさ、恐怖感、異常性の程度等	
② 仕事の失敗、過重な責任の発生等	交通事故（重大な人身事故、重大事故）を起こした			☆	事故の大きさ、加害の程度、処罰の有無等	
	労働災害（重大な人身事故、重大事故）の発生に直接関与した			☆	事故の大きさ、加害の程度、処罰の有無等	
	会社にとっての重大な仕事上のミスをした			☆	失敗の大きさ・重大性、損害等の程度、ペナルティの有無等	
	会社で起きた事故（事件）について、責任を問われた		☆		事故の内容、関与・責任の程度、社会的反響の大きさ、ペナルティの有無等	
	ノルマが達成できなかった		☆		ノルマの内容、困難性・強制性・達成率の程度、ペナルティの有無、納期の変更可能性等	
	新規事業の担当になった、会社の建て直しの担当になった		☆		プロジェクト内での立場、困難性の程度、能力と仕事内容のギャップの程度等	
	顧客とのトラブルがあった	☆			顧客の位置付け、会社に与えた損害の内容、程度等	

分類	具体的出来事	☆	☆	☆	平均的な心理的負荷の強度を修正する視点	
③ 仕事の量・質の変化	仕事内容・仕事量の大きな変化があった		☆		業務の困難度，能力・経験と仕事内容のギャップの程度等	○その他（1）の出来事に派生する変化
	勤務・拘束時間が長時間化した		☆		変化の程度等	
	勤務形態に変化があった	☆			交替制勤務，深夜勤務等変化の程度等	
	仕事のペース，活動の変化があった	☆			変化の程度，強制性等	
	職場のOA化が進んだ	☆			研修の有無，強制性等	
④ 身分の変化等	退職を強要された			☆	解雇又は退職強要の経過等，強要の程度，代償措置の内容等	
	出向した		☆		在籍・転籍の別，出向の理由・経過，不利益の程度等	
	左遷された		☆		左遷の理由，身分・職種・職制の変化の程度等	
	仕事上の差別，不利益取扱いを受けた		☆		差別，不利益の程度等	
⑤ 役割・地位等の変化	転勤をした		☆		職種，職務の変化の程度，転居の有無，単身赴任の有無等	
	配置転換があった		☆		職種，職務の変化の程度，合理性の有無等	
	自分の昇格・昇進があった	☆			職務・責任の変化の程度等	
	部下が減った	☆			業務の変化の程度等	
	部下が増えた	☆			教育・指導・管理の負担の程度等	
⑥ 対人関係のトラブル	セクシュアルハラスメントを受けた		☆		セクシュアルハラスメントの内容，程度等	
	上司とのトラブルがあった		☆		トラブルの程度，いじめの内容，程度等	

	同僚とのトラブルがあった	☆		トラブルの程度，いじめの内容，程度等	
	部下とのトラブルがあった	☆		トラブルの程度，いじめの内容，程度等	
⑦対人関係の変化	理解してくれていた人の異動があった	☆			
	上司が変わった	☆			
	昇進で先を越された	☆			
	同僚の昇進・昇格があった	☆			

総合評価		
弱	中	強

(注)

- (1)の具体的出来事の平均的な心理的負荷の強度は☆で表現しているが，この強度は平均値である。

  また，心理的負荷の強度Ⅰは日常的に経験する心理的負荷で一般的に問題とならない程度の心理的負荷，心理的負荷の強度Ⅱは人生の中でまれに経験することもある強い心理的負荷，心理的負荷の強度Ⅲはその中間に位置する心理的負荷である。

- (2)の「心理的負荷の強度を修正する視点」は，出来事の具体的態様，生じた経緯等を把握した上で，「修正する際の着眼事項」に従って平均的な心理的負荷の強度をより強くあるいはより弱く評価するための視点である。

- (3)「出来事に伴う変化等を検討する視点」は，出来事に伴う変化等がその後どの程度持続，拡大あるいは改善したのかについて具体的に検討する視点である。各項目は(1)の具体的出来事ごとに各々評価される。

- 「総合評価」は，(2)及び(3)の検討を踏まえた心理的負荷の総体が客観的にみて精神障害を発病させるおそれのある程度の心理的負荷であるか否かについて評価される。

(別表2)
職場以外の心理的負荷評価表

出来事の類型	具体的出来事	心理的負荷の強度		
		Ⅰ	Ⅱ	Ⅲ
① 自分の出来事	離婚又は夫婦が別居した			☆
	自分が重い病気やケガをした又は流産した			☆
	自分が病気やケガをした		☆	
	夫婦のトラブル,不和があった	☆		
	自分が妊娠した	☆		
	定年退職した	☆		
② 自分以外の家族・親族の出来事	配偶者や子供,親又は兄弟が死亡した			☆
	配偶者や子供が重い病気やケガをした			☆
	親類の誰かで世間的にまずいことをした人が出た			☆
	親族とのつきあいで困ったり,辛い思いをしたことがあった		☆	
	家族が婚約した又はその話が具体化した	☆		
	子供の入試・進学があった又は子供が受験勉強を始めた	☆		
	親子の不和,子供の問題行動,非行があった	☆		
	家族が増えた(子供が産まれた)又は減った(子供が独立して家を離れた)	☆		
	配偶者が仕事を始めた又は辞めた	☆		
③ 金銭関係	多額の財産を損失した又は突然大きな支出があった			☆
	収入が減少した		☆	
	借金返済の遅れ,困難があった		☆	
	住宅ローン又は消費者ローンを借りた	☆		
④ 事件,事故,災害の体験	天災や火災などにあった又は犯罪に巻き込まれた			☆
	自宅に泥棒が入った		☆	
	交通事故を起こした		☆	
	軽度の法律違反をした	☆		
⑤ 住環境の変化	騒音等,家の周囲の環境(人間環境を含む)が悪化した		☆	
	引越した		☆	
	家屋や土地を売買した又はその具体的な計画が持ち上がった	☆		
	家族以外の人(知人,下宿人など)が一緒に住むようになった	☆		
⑥ 他人との人間関係	友人,先輩に裏切られショックを受けた		☆	
	親しい友人,先輩が死亡した		☆	
	失恋,異性関係のもつれがあった		☆	
	隣近所とのトラブルがあった		☆	

(注)心理的負荷の強度ⅠからⅢは,別表1と同程度である。

資料2:【事業場における労働者の心の健康づくりのための指針】について

事業場における労働者の心の健康づくりのための指針の策定について

基発第522号 平成12年8月9日

　労働者の心の健康づくりについては,「心とからだの健康づくり(THP)」等に基づき,その推進を図ってきたところであるが,労働者健康状況調査によると,仕事や職業生活で強い不安,悩み,ストレスを感じている労働者の割合は年々増加しており,平成9年の調査では約63％に達している等,事業場における労働者の心の健康づくり対策の充実が求められている。

　このため,労働省においては,本年6月に取りまとめられた「労働者のメンタルヘルスに関する検討会(座長　桜井治彦　中央労働災害防止協会労働衛生分析センター所長)報告」を踏まえ,事業場において事業者が行うことが望ましい労働者の心の健康の保持増進のための基本的な措置(以下「メンタルヘルスケア」という。)が適切かつ有効に実施されるため,メンタルヘルスケアの原則的な実施方法について総合的に示した「事業場における労働者の心の健康づくりのための指針」を,別添1のとおり策定したところである。

　ついては,メンタルヘルスケアは,それぞれの事業者が各事業場の実態に即した形で実施可能な部分から取り組んでいくことが重要であることに留意の上,関係事業者等に対し,本指針の周知徹底を図られたい。なお,別添2により別添3の関係団体の長に対し,周知方について協力を要請したところであるので申し添える。

別添1

事業場における労働者の心の健康づくりのための指針

1 趣旨

現在,我が国経済・産業構造は,大きな転換期を迎えている.今後,経済のグローバル化,情報化やサービス経済化の一層の進展等により,経済・産業構造はさらに大きく転換するとともに,高齢化の急速な進行が見込まれている.また,労働者の就職意識の変化や働き方の多様化等の変化もみられるところである.このような中,仕事や職業生活に関する強い不安,悩み,ストレスがあると訴える労働者の割合が年々増加している.さらに,今後,経済・産業構造等が変化する中で,業務の質的変化等による心身の負担の一層の増加が懸念されている.

心の健康問題が労働者,その家族,事業場及び社会に与える影響は,今日,ますます大きくなっている.労働者とその家族の幸せを確保するとともに,我が国社会の健全な発展という観点からも,事業場において,より積極的に心の健康の保持増進を図ることが重要な課題となっている.

本指針は,事業場において事業者が行うことが望ましい労働者の心の健康の保持増進のための基本的な措置(以下「メンタルヘルスケア」という.)が適切かつ有効に実施されるため,メンタルヘルスケアの原則的な実施方法について総合的に示したものであり,各事業場の実態に即した形で実施可能な部分から取り組んでいくことが重要である.

2 メンタルヘルスケアの基本的考え方

(1) 事業場におけるメンタルヘルスケアの重要性

ストレスの原因となる要因(以下「ストレス要因」という.)は,仕事,職業生活,家庭,地域等に存在している.心の健康づくりは,労働者自身が,ストレスに気づき,これに対処すること(セルフケア)の必要性を認識することが重要である.

しかし，労働者の働く職場には労働者自身の力だけでは取り除くことができないストレス要因が存在しているので，労働者のメンタルヘルスケアを推進していくためには，労働者の取組に加えて，事業者の行うメンタルヘルスケアの積極的推進が重要であり，労働の場における組織的かつ計画的な対策は，心の健康の保持増進を進める上で大きな役割を果たす。さらに，労働安全衛生法上，事業者は労働者の健康の保持増進を図るため必要な措置を継続的かつ計画的に講ずるように努めなくてはならないとされている。メンタルヘルスケアは，健康の保持増進を図る上で重要な活動である。

事業場におけるメンタルヘルスケアを推進するためには，心の健康に影響を与える職場の要因の具体的問題点を様々な面から把握し，これを改善することが重要である。

また，労働者への心の健康に関する正しい知識の付与は，労働者による自発的な相談を促進する等，心の健康問題を解決していく上で大きな役割を果たし，労働者と日常的に接する管理監督者や事業場内産業保健スタッフ等に正しい知識が付与されることは，メンタルヘルスケアの推進に不可欠である。

さらに，労働者による自発的な相談への対応のため，職場内に相談しやすい雰囲気をつくったり，相談に応じる体制を整えることが重要である。また，専門的な知識を有する事業場外資源とのネットワークの構築が重要であり，これを活用して，教育研修，労働者への相談対応等を実施し，必要な場合には，職場適応，治療又は職場復帰の指導等の対応を図ることが重要である。

(2) メンタルヘルスケアの推進に当たっての留意事項

事業者は，メンタルヘルスケアを推進するに当たって，以下の事項に留意することが重要である。

イ．心の健康問題の特性

心の健康については，客観的な測定方法が十分確立しておらず，その評価は容易ではなく，さらに，心の健康問題の発生過程には個人差が大きく，そのプロセスの把握が難しい。また，心の健康は，すべての労働者に関わることであり，すべての労働者が心の問題をかかえる可能性があるにもかかわらず，心の問題をかかえる労働者に対して，健康問題以外の観点から評価が行われる傾向

が強いという問題や，心の健康問題自体についての誤解等解決すべき問題が存在している。

ロ．個人のプライバシーへの配慮

　メンタルヘルスケアを進めるに当たっては，労働者のプライバシーの保護及び労働者の意思の尊重に留意することが重要である。心の健康に関する情報の収集及び利用に当たっての，個人のプライバシー等への配慮は，労働者が安心して心の健康づくり対策に参加できること，ひいては事業場の心の健康づくり対策がより効果的に推進されるための条件である。

ハ．人事労務管理との関係

　労働者の心の健康は，体の健康に比較し，職場配置，人事異動，職場の組織等の人事労務管理と密接に関係する要因によって，より大きな影響を受ける。メンタルヘルスケアは，人事労務管理と連携しなければ，適切に進まない場合が多い。

ニ．家庭・個人生活等の職場以外の問題

　心の健康問題は，職場の問題のみならず家庭・個人生活等の職場外の問題の影響を受けている場合も多い。また，性格上の要因等も心の健康問題に影響を与え，これらは複雑に関係し，相互に影響し合う場合が多い。

3　心の健康づくり計画

　メンタルヘルスケアは，中長期的視点に立って，継続的かつ計画的に行われるようにすることが重要である。このため，事業者は，衛生委員会等において調査審議し，事業場の心の健康づくりに関する職場の現状とその問題点を明確にするとともに，その問題点を解決する具体的な方法等についての基本的な計画（以下「心の健康づくり計画」という。）を，それぞれの事業場の実態と必要性に応じて策定すること。

　また，この計画の中で，事業者自らが，事業場におけるメンタルヘルスケアを積極的に実施することを表明することが効果的である。

　心の健康づくり計画で定める事項は次のとおりである。

① 事業場における心の健康づくりの体制の整備に関すること
② 事業場における問題点の把握及びメンタルヘルスケアの実施に関すること

③ メンタルヘルスケアを行うために必要な人材の確保及び事業場外資源の活用に関すること
④ 労働者のプライバシーへの配慮に関すること
⑤ その他労働者の心の健康づくりに必要な措置に関すること

4 メンタルヘルスケアの具体内進め方

メンタルヘルスケアは，労働者自身がストレスや心の健康について理解し，自らのストレスを予防，軽減あるいはこれに対処する「セルフケア」，労働者と日常的に接する管理監督者が，心の健康に関して職場環境等の改善や労働者に対する相談対応を行う「ラインによるケア」，事業場内の健康管理の担当者が，事業場の心の健康づくり対策の提言を行うとともに，その推進を担い，また，労働者及び管理監督者を支援する「事業場内産業保健スタッフ等によるケア」及び事業場外の機関及び専門家を活用し，その支援を受ける「事業場外資源によるケア」の4つのケアが継続的かつ計画的に行われることが重要である。

また，中小規模事業者等で必要な人材を確保することが困難な場合には，事業場外資源の活用を図ることが有効である。

(1) セルフケア
イ．労働者への教育研修及び情報提供

労働者が有効にセルフケアを行うには，心の健康に関する正しい知識が必要である。このため，事業者は，労働者に対して，以下に掲げる項目等を内容とする教育研修，情報提供等を行い，心の健康に関する理解の普及を図ること。

(イ) ストレス及びメンタルヘルスケアに関する基礎知識
(ロ) セルフケアの重要性及び心の健康問題に対する正しい態度
(ハ) ストレスへの気づき方
(ニ) ストレスの予防，軽減及びストレスへの対処の方法
(ホ) 自発的な相談の有用性
(ヘ) 事業場内の相談先及び事業場外資源に関する情報
(ト) メンタルヘルスケアに関する事業場の方針

ロ．セルフケアへの支援等

　セルフケアを推進するには，労働者が上司や専門家に対して相談することができる体制を整備することが重要である。このため，事業者は，事業場の実態に応じて，その内部に相談に応ずる体制を整備したり，事業場外の相談機関の活用を図る等，労働者が自ら相談を受けられるよう必要な環境整備を行うこと。

　さらに，ストレスへの気づきのために，ストレスに関する調査票や社内LANを活用したセルフチェックを行う機会を提供することも望ましい。

(2) ラインによるケア

イ．ラインによるケアの推進

　(イ) 職場環境等の改善

　　a　職場環境等の改善の対象

　　　労働者の心の健康には，職場環境（作業環境，作業方法，労働者の心身の疲労の回復を図るための施設及び設備等，職場生活で必要となる施設及び設備等）のみならず，労働時間，仕事の量と質，職場の人間関係，職場の組織及び人事労務管理体制，職場の文化や風土等が，影響を与えるため，これらの問題点の改善を図る必要がある。

　　b　職場環境等の評価と問題点の把握

　　　管理監督者は，日常の職場管理や労働者からの意見聴取の結果を通じ，また，事業場内産業保健スタッフ等によるストレスに関する調査票等を用いた職場環境等の評価結果等を活用して，職場環境等の具体的問題点を把握すること。

　　c　職場環境等の改善

　　　管理監督者は，日常の職場管理等によって把握した職場環境等の具体的問題点の改善を図ること。

　　　職場環境等の改善は，職場環境・勤務形態の見直し，管理監督者の人間関係調整能力の向上，職場組織の見直し等の様々な観点から行う必要がある。職場環境等の改善に当たっては，労働者の意見を踏まえるよう努めること。また，事業場内産業保健スタッフ等及び事業場外資源の助言及び協

力を求めることが望ましい。

　さらに，対策の効果を定期的に評価し，効果が不十分な場合には計画を見直す等，対策がより効果的なものになるように継続的な取組に努めること。

　d　個々の労働者への配慮

　管理監督者は，労働者の労働の状況を日常的に把握し，個々の労働者に過度な長時間労働，過重な疲労，心理的負荷，責任等が生じないようにする等，労働者の能力，適性及び職務内容に合わせた配慮を行うこと。

(ロ)　労働者に対する相談対応

　管理監督者は，日常的に，労働者からの自主的な相談に対応するよう努めること。特に，長時間労働等により過労状態にある労働者，強度の心理的負荷を伴う出来事を経験した労働者，その他特に個別の配慮が必要と思われる労働者から，話を聞き，適切な情報を提供し，必要に応じ事業場内産業保健スタッフ等や事業場外資源への相談や受診を促すよう努めること。

ロ．ラインによるケアを推進するための環境整備

(イ)　管理監督者への教育研修及び情報提供

　事業者は，管理監督者に対して，以下に掲げる項目等を内容とする教育研修，情報提供等を行うこと。

　　a　ストレス及びメンタルヘルスケアに関する基礎知識
　　b　管理監督者の役割及び心の健康問題に対する正しい態度
　　c　職場環境等の評価及び改善の方法
　　d　労働者からの相談の方法（話の聴き方，情報堤供及び助言の方法等）
　　e　心の健康問題を持つ復職者への支援の方法
　　f　事業場内産業保健スタッフ等及び事業場外資源との連携の方法
　　g　セルフケアの方法
　　h　事業場内の相談先及び事業場外資源に関する情報
　　i　メンタルヘルスケアに関する事業場の方針
　　j　労働者のプライバシーへの配慮等
　　k　職場でメンタルヘルスケアを行う意義

(ロ) 管理監督者に対する支援等

　職場の管理監督者は，職場環境等の改善，労働者に対する相談，心の健康問題を持つ労働者への対応において中心的な役割を果たす。事業者は，管理監督者に対して，その方針を明示し，実施すべき事項を指示するとともに，管理監督者の活動を理解し支援すること。

　また，ラインによるケアを円滑に推進するために，事業場内産業保健スタッフ等による職場環境等の評価と改善への支援，相談への対応等が行われるようにすること。さらに，管理監督者が，事業場外資源から必要な情報を入手できるようにするための支援を行うこと。

(3) 事業場内産業保健スタッフ等によるケア

イ．事業場内産業保健スタッフ等によるケアの推進

　(イ) 職場環境等の改善

　　a　職場環境等の実態の把握及び評価

　　　事業場内産業保健スタッフ等は，職場巡視による観察，職場上司及び労働者からの聞き取り調査，ストレスに関する調査票による調査等により，定期的又は必要に応じて，職場内のストレス要因を把握し，評価すること。

　　　職場環境等を評価するに当たって，職場環境等に関するチェックリスト等を用いることによって，人間関係，職場組織等を合めた評価を行うことも望ましい。

　　b　職場環境等の改善

　　　事業場内産業保健スタッフ等は，職場環境等の評価結果に基づき，管理監督者に対してその改善を助言するとともに，管理監督者と協力しながらその改善を図るよう努めること。

　(ロ) 労働者に対する相談対応等

　　a　気づきの促進と相談への対応事業場内産業保健スタッフ等は，管理監督者と協力したり，職場環境等に関するチェックリストを使用する等により，労働者のストレスや心の健康問題を把握し，労働者の気づきを促して，保健指導，健康相談等を行うこと。

　　　心身両面にわたる健康保持増進対策（THP）を推進している事業場にお

いては，心理相談担当者による心理相談を通じて，心の健康に対する労働者の気づきと対処を支援すること。また，運動指導，保健指導等のTHPにおけるその他の指導においても，積極的にストレスや心の健康問題を取り上げることも重要である。

　b　職場適応，治療及び職場復帰の指導

　　事業場内産業保健スタッフ等は，心の健康問題を持つ労働者の職場適応を管理監督者と協力しながら支援すること。さらに，専門的な治療が必要と考えられる労働者に対しては，その意思に配慮しつつ，適切な事業場外資源を紹介し，必要な治療を受けることを助言すること。また，休業中の労働者の職場復帰について，管理監督者及び事業場外資源と協力しながら指導及び支援を行うこと。

（ハ）ネットワークの形成及び維持

　　事業場内産業保健スタッフ等は，事業場と事業場外資源とのネットワークの形成及び維持に中心的な役割を担うこと。

ロ．事業場内産業保健スタッフ等の役割

心の健康づくり活動におけるそれぞれの事業場内産業保健スタッフ等の役割は，上記に示したほか，それぞれの種類に応じて次のとおりである。

（イ）産業医等

　　産業医等は，職場環境等の維持管理，健康教育・健康相談その他労働者の健康の保持増進を図るための措置のうち，医学的専門知識を必要とするものを行うという面から，事業場の心の健康づくり計画に基づく対策の実施状況を把握する。また，専門的な立場から，セルフケア及びラインによるケアを支援し，教育研修の企画及び実施，情報の収集及び提供，助言及び指導等を行う。就業上の配慮が必要な場合には，事業者に必要な意見を述べる。専門的な相談・治療が必要な事例については，事業場外資源との連絡調整に，専門的な立場から関わる。

（ロ）衛生管理者等

　　衛生管理者等は，事業場の心の健康づくり計画に基づき，産業医等の助言，指導等を踏まえて，具体的な教育研修の企画及び実施，職場環境等の評価と改善，心の健康に関する相談ができる雰囲気や体制づくりを行う。またセル

フケア及びラインによるケアを支援し，その実施状況を把握するとともに産業医等と連携しながら事業場外資源との連絡調整に当たる。

(ハ) 保健婦・士等

衛生管理者以外の保健婦・士等は，産業医等及び衛生管理者等と協力しながらセルフケア及びラインによるケアを支援し，労働者及び管理監督者からの相談に対応するほか，必要な教育研修を企画・実施する。

(ニ) 心の健康づくり専門スタッフ

事業場内に心の健康づくり専門スタッフがいる場合には，これらの専門スタッフは他の事業場内産業保健スタッフ等と協力しながら，職場環境等の評価と改善，教育研修，相談等に当たる。

(ホ) 人事労務管理スタッフ

人事労務管理スタッフは，管理監督者だけでは解決できない職場配置，人事異動，職場の組織等の人事労務管理上のシステムが心の健康に及ぼしている具体的な影響を把握し，労働時間等の労働条件の改善及び適正配置に配慮する。

ハ 事業場内産業保健スタッフ等によるケアを推進するための環境整備

(イ) 事業場内産業保健スタッフ等への教育研修及び情報提供

事業者は，事業場内産業保健スタッフ等に対して，以下に掲げる項目等を内容とし，職務に応じた項目については専門的なものを含む教育研修，知識修得等の機会の提供を図ること。

 a ストレス及びメンタルヘルスケアに関する基礎知識
 b 事業場内産業保健スタッフ等の役割及び心の健康問題に対する正しい態度
 c 職場環境等の評価及び改善の方法
 d 労働者からの相談の方法（話の聴き方，情報堤供及び助言の方法等）
 e 職場復帰及び職場適応の指導の方法
 f 事業場外資源との連携（ネットワークの形成）の方法
 g 教育研修の方法
 h 事業場外資源の紹介及び利用勧奨の方法
 i 事業場の心の健康づくり計画及び体制づくりの方法

j　セルフケアの方法
　　　k　ラインによるケアの方法
　　　l　事業場内の相談先及び事業場外資源に関する情報
　　　m　メンタルヘルスケアに関する事業場の方針
　　　n　労働者のプライバシーへの配慮等
　　　o　職場でメンタルヘルスケアを行う意義
　　（ロ）事業場内産業保健スタッフ等への支援等
　　事業者は，事業場内産業保健スタッフ等に対して，心の健康の保持増進に関する方針を明示し，実施すべき事項を委嘱又は指示するとともに，必要な支援を行うこと。
　　また，事業者は，事業場内産業保健スタッフ等が労働者の自発的相談等を受けることができる制度及び体制を，それぞれの事業場内の実態に応じて整えること。
　　さらに，事業者は，事業場内産業保健スタッフ等が事業場外資源の活用を図れるよう，必要な措置を取ること。
　　なお，大規模事業場及び一定規模以上の事業者では，事業場内に又は企業内に，心の健康づくり専門スタッフを確保することが望ましい。また，心の健康問題を有する労働者に対する就業上の配慮について，事業場内産業保健スタッフ等に意見を求め，これを尊重することが望ましい。

(4) 事業場外資源によるケア
イ．事業場外資源の活用
　事業者は，メンタルヘルスケアを推進にするに当たって，必要に応じ，それぞれの役割に応じた事業場外資源を活用することが望ましい。
　特に，中小規模事業者等で，事業場内産業保健スタッフ等によるケアを推進するために必要な人材の確保が困難な場合は，地域産業保健センター，都道府県産業保健推進センター，中央労働災害防止笛会，労災病院勤労者メンタルヘルスセンター等のそれぞれの役割に応じた事業場外資源の支援を受ける等その活用を図ることが有効である。
ロ．事業場外資源とのネットワークの形成

(イ) 大規模・中規模事業場等

　大規模・中規模事業場等は，メンタルヘルスケアを推進するに当たって，専門的な知識等が必要な場合は，事業場内産業保健スタッフ等が窓口となって，適切な事業場外資源から必要な時報提供及び助言を受けること。また，必要に応じて労働者を速やかに事業場外の医療機関及び地域保健機関に紹介するためのネットワークを日頃から形成しておくこと，

　　また，一定規模以上の企業に属する事業場においては，企業内に心の健康づくりの専門スタッフを確保し，所属事業場におけるメンタルヘルスケアを推進することが望ましい。

(ロ) 小規模事業場

　50人未満の小規模事業場では，メンタルヘルスケアを推進するに当たって，事業場内に十分な人材が確保できない場合が多いことから，必要に応じ，地域産業保健センター等の事業場外資源を活用することが有効であり，衛生推進者又は安全衛生推進者に事業場内の窓口としての役割を持たせるよう努めること。

別紙
用語の意義

　本指針において，以下に掲げる用語の意義は，それぞれ以下に定めるところによる。

(1) ライン…	日常的に労働者と接する，現場の管理監督者をいう。
(2) 産業医等…	産業医その他労働者の健康管理等を行う医師をいう。
(3) 衛生管理者等…	衛生管理者，衛生推進者又は安全衛生推進者をいう。
(4) 事業場内産業保健スタッフ…	産業医等，衛生管理者等及び事業場内の保健婦・士をいう。
(5) 心の健康づくり専門スタッフ…	心理相談担当者，産業カウンセラー，臨床

	心理士，精神科医，心療内科医等をいう。
(6) 事業場内産業保健スタッフ等…	事業場内産業保健スタッフ及び事業場内の心の健康づくり専門スタッフ，人事労務管理スタッフ等をいう。
(7) 地域保健機関…	精神保健福祉センター，保健所，市町村保健センター等をいう。
(8) 事業場外資源…	地域産業保健センター，都道府県産業保健推進センター，健康保険組合，労災病院勤労者メンタルヘルスセンター，中央労働災害防止協会，労働者健康保持増進サービス機関等，産業医学振興財団，日本医師会，都道府県医師会，産業医科大学，精神科・心療内科等の医療機関，地域保健機関，各種相談機関等の事業場外でメンタルヘルスへの支援を行う機関及び労働衛生コンサルタント，産業カウンセラー，臨床心理士，精神保健福祉士等の事業場外でメンタルヘルスへの支援を行う専門家をいう。

資料3:【過重労働による健康障害防止のための総合対策について】

基発第 0212001 号
平成 14 年 2 月 12 日
都道府県労働局長 殿
厚生労働省労働基準局長

過重労働による健康障害防止のための総合対策について

　平成 13 年 12 月 12 日付け基発第 1063 号「脳血管疾患及び虚血性心疾患等(負傷に起因するものを除く。)の認定基準について」により、脳・心臓疾患の労災認定基準を改正し、疲労の蓄積をもたらす長期間の過重業務も、業務による明らかな過重負荷として新たに考慮することとしたところである。業務による脳・心臓疾患の発症の防止のためには、疲労回復のための十分な睡眠時間又は休息時間が確保できないような長時間にわたる過重労働を排除するとともに、疲労が蓄積するおそれのある場合の健康管理対策の強化及び過重労働による業務上の疾病が発生した場合の再発防止措置の徹底が必要である。
　このため、従来からの労働者の健康確保のための措置に加えて、過重労働による健康障害防止のための総合対策を別紙1のとおり定めたので、各局においては、同総合対策に基づく措置の周知徹底を図り、過重労働による健康障害防止対策の一層の推進に努められたい。
　なお、関係団体に対し、別紙2のとおり要請を行ったので、了知されたい。
No.100297

別紙1

1　目的
　平成 13 年 12 月 12 日付け基発第 1063 号「脳血管疾患及び虚血性心疾患等

（負傷に起因するものを除く。）の認定基準について」（以下「新認定基準」という。）により，脳・心臓疾患の労災認定基準を改正し，業務災害の認定に当たって，疲労の蓄積をもたらす長期間の過重業務も，業務による明らかな過重負荷として新たに考慮することとしたところである。

この新認定基準においては，長期間の過重性の有無の判断に当たって疲労の蓄積をもたらす最も重要な要因と考えられる労働時間と脳・心臓疾患の発症との関連性について示したところである。

本総合対策は，新認定基準の考え方の基礎となった医学的知見を踏まえ，過重労働による脳・心臓疾患の発症の防止に関して，別添のとおり「過重労働による健康障害を防止するため事業者が講ずべき措置等」を定め，その周知徹底を図ることにより，過重労働による健康障害を防止することを目的とする。

2　過重労働による健康障害防止のための周知啓発

都道府県労働局及び労働基準監督署は，集団指導等のあらゆる機会を通じて，リーフレット等を活用しつつ別添の内容を広く周知を図ることとする。

この周知に当たっては，関係事業者団体等並びに産業保健推進センター及び地域産業保健センター等も活用することとし，事業者に対して広く周知する。

また，平成14年度中に作成し，インターネット上で公開することとしている労働者の疲労蓄積度自己診断チェックリストを広く周知することとする。

3　過重労働による健康障害防止のための窓口指導等

(1) 36協定における時間外労働の限度時間に係る指導の徹底

ア．労働基準法第36条に基づく協定（以下「36協定」という。）の届出に際しては，労働基準監督署の窓口において，「労働基準法第36条第1項の協定で定める労働時間の延長の限度等に関する基準」（平成10年労働省告示第154号）（以下「限度基準」という。）を超える36協定を事業者が届け出た場合については，限度基準を遵守するよう指導する。

また，36協定において，限度基準第3条ただし書に定める「特別の事情」が生じた場合に限度時間を超える一定の時間まで労働時間を延長することができる旨を定めたものについては，過重労働による健康障害

を防止する観点から、当該時間をできる限り最小限のものとするよう指導する。
  イ．36協定において、月45時間を超える時間外労働（1週間当たり40時間を超えて行わせる労働をいう。以下同じ。）を行わせることが可能である場合であっても、実際の時間外労働については月45時間以下とするよう指導する。
(2) 労働者の健康管理に係る周知指導
　（1）の月45時間を超える時間外労働を行わせることが可能である36協定を受け付ける場合及び裁量労働制に係る届出を受け付ける場合については、リーフレット等を活用して別添の内容を周知指導する。

4　過重労働による健康障害防止のための監督指導等

(1) 月45時間を超える時間外労働が行われているおそれがあると考えられる事業場に対しては監督指導、集団指導等を実施する。
(2) 監督指導においては、次のとおり指導する。
  ア．月45時間を超える時間外労働が認められた場合については、別添の4の（2）のアの措置を講ずるよう指導する。併せて、過重労働による健康障害防止の観点から、時間外労働の削減等について指導を行う。
  イ．月100時間を超える時間外労働が認められた場合又は2か月間ないし6か月間の1か月平均の時間外労働が80時間を超えると認められた場合については、上記アの指導に加え、別添の4の（2）のイの措置を速やかに講ずるよう指導する。
  ウ．限度基準に適合していない36協定がある場合であって、労働者代表からも事情を聴取した結果、限度基準等に適合していないことに関する労使当事者間の検討が十分尽くされていないと認められたとき等については、協定締結当事者に対しても必要な指導を行う。
(3) 事業者が上記（2）のイによる別添の4の（2）のイの措置に係る指導に従わない場合については、当該措置の対象となる労働者に関する作業環境、労働時間、深夜業の回数及び時間数、過去の健康診断の結果等を提出させ、これらに基づき労働衛生指導医の意見を聴くこととし、その意見に基づき、

労働安全衛生法第66条第4項に基づく臨時の健康診断の実施を指示することを含め、厳正な指導を行う。

5 過重労働による業務上の疾病が発生した場合の再発防止対策等
(1) 過重労働による業務上の疾病を発生させた事業場に対する再発防止の徹底の指導

過重労働による業務上の疾病を発生させた事業場については、別添の4の(2)のウの措置を行うよう指導する。

(2) 司法処分を含めた厳正な対処

過重労働による業務上の疾病を発生させた事業場であって労働基準関係法令違反が認められるものについては、司法処分を含めて厳正に対処する。

別添

過重労働による健康障害を防止するため事業者が講ずべき措置等

1 趣旨

近年の医学研究等を踏まえ、平成13年12月12日付け基発第1063号「脳血管疾患及び虚血性心疾患等(負傷に起因するものを除く。)の認定基準について」(以下「新認定基準」という。)により、脳・心臓疾患の労災認定基準を改正し、脳・心臓疾患の発症に影響を及ぼす業務による明らかな過重負荷として、これまで発症前1週間以内を中心とする発症に近接した時期における負荷を重視してきたところを、長期間にわたる疲労の蓄積についても業務による明らかな過重負荷として考慮することとした。この新認定基準の考え方の基礎となった医学的検討結果によると、長期間にわたる長時間労働やそれによる睡眠不足に由来する疲労の蓄積が血圧の上昇などを生じさせ、その結果、血管病変等をその自然経過を超えて著しく増悪させるとの観点から、疲労の蓄積をもたらす最も重要な要因と考えられる労働時間の評価の目安が次のとおり示された。

(1) 発症前1か月間ないし6か月間にわたって1か月当たりおおむね45時間を超える時間外労働が認められない場合は、業務と発症との関連性が弱い

と判断されるが，おおむね45時間を超えて時間外労働時間が長くなるほど，業務と発症との関連性が徐々に強まるものと判断されること
(2) 発症前1か月間におおむね100時間を超える時間外労働が認められる場合又は発症前2か月間ないし6か月間にわたって1か月当たりおおむね80時間を超える時間外労働が認められる場合は，業務と発症との関連性が強いと判断されること

この考え方に基づき，過重労働による労働者の健康障害を防止することを目的として，以下のとおり事業者が講ずべき措置等を定めたものである。

2　時間外労働の削減

(1) 時間外労働は本来臨時的な場合に行われるものであること，また，時間外労働（1週間当たり40時間を超えて行わせる労働をいう。以下同じ。）が月45時間を超えて長くなるほど，業務と脳・心臓疾患の発症との関連性が強まると判断されることを踏まえ，事業者は，労働基準法第36条に基づく協定（以下「36協定」という。）の締結に当たっては，労働者の過半数で組織する労働組合又は労働者の過半数を代表する者とともにその内容が「労働基準法第36条第1項の協定で定める労働時間の延長の限度等に関する基準」（平成10年労働省告示第154号）（以下「限度基準」という。）に適合したものとなるようにする。

また，36協定において，限度基準第3条ただし書に定める「特別な事情」が生じた場合に限度時間を超える一定の時間まで労働時間を延長することができる旨を定めているなど月45時間を超えて時間外労働を行わせることが可能である場合についても，事業者は，実際の時間外労働を月45時間以下とするよう努めるものとする。

(2) 事業者は，上記1の(1)の趣旨を踏まえ，時間外労働を月45時間以下とするよう適切な労働時間管理に努めるものとする。

その際，時間外労働が月45時間以下の場合においても，健康に悪影響を及ぼすことのないように時間外労働のさらなる短縮について配意するものとする。

また，事業者は，裁量労働制対象労働者及び管理・監督者についても，健

康確保のための責務があることなどにも十分留意し，過重労働とならないよう努めるものとする。
(3) 事業者は，平成13年4月6日付け基発第339号「労働時間の適正な把握のために使用者が講ずべき措置に関する基準について」に基づき，労働時間の適正な把握を行うものとする。

3　年次有給休暇の取得促進

事業者は，各種助成制度の活用などにより，年次有給休暇の取得しやすい職場環境づくり及び具体的な年次有給休暇の取得促進を図るものとする。

4　労働者の健康管理に係る措置の徹底

(1) 健康診断の実施等の徹底

事業者は，労働安全衛生法第66条第1項の健康診断，同法第66条の4の健康診断結果についての医師からの意見聴取，同法第66条の5の健康診断実施後の措置，同法第66条の7の保健指導等を確実に実施する。

特に，深夜業を含む業務に常時従事する労働者に対しては，労働安全衛生規則第45条に基づき，6月以内ごとに1回，定期に，特定業務従事者の健康診断を実施しなければならないことに留意するものとする。

また，深夜業に従事する労働者の健康管理に資するための自発的健康診断受診支援助成金制度や一定の健康診断項目について異常の所見がある労働者に対する二次健康診断等給付制度の活用につき，事業者は労働者に周知するとともに，労働者からこれらの健康診断の結果の提出があったときには，事業者は，これらの健康診断についてもその結果に基づく事後措置を講ずる必要があることについて留意するものとする。

さらに，事業者は，労働安全衛生法第69条による労働者の健康保持増進を図るための措置の継続的かつ計画的な実施に努めるものとする。

(2) 産業医等による助言指導等

ア．月45時間を超える時間外労働をさせた場合については，事業者は，当該労働をした労働者に関する作業環境，労働時間，深夜業の回数及び時間数，過去の健康診断の結果等に関する情報を，産業医（産業医を選任

する義務のない事業場にあっては，地域産業保健センター事業により登録されている医師等の産業医として選任される要件を備えた医師。）（以下「産業医等」という。）に提供し，事業場における健康管理について産業医等による助言指導を受けるものとする。

イ．月100時間を超える時間外労働を行わせた場合又は2か月間ないし6月間の1か月平均の時間外労働を80時間を超えて行わせた場合については，業務と脳・心臓疾患の発症との関連性が強いと判断されることから，事業者は，上記アの措置に加えて，作業環境，労働時間，深夜業の回数及び時間数，過去の健康診断の結果等の当該労働をした労働者に関する情報を産業医等に提供し，当該労働を行った労働者に産業医等の面接による保健指導を受けさせるものとする。また，産業医等が必要と認める場合にあっては産業医等が必要と認める項目について健康診断を受診させ，その結果に基づき，当該産業医等の意見を聴き，必要な事後措置を行うものとする。

ウ．過重労働による業務上の疾病を発生させた場合には，事業者は，産業医等の助言を受け，又は必要に応じて労働衛生コンサルタントの活用を図りながら，次のとおり原因の究明及び再発防止の徹底を図るものとする。

（ア）原因の究明

　　労働時間及び勤務の不規則性，拘束時間の状況，出張業務の状況，交替制勤務・深夜勤務の状況，作業環境の状況，精神的緊張を伴う勤務の状況等について，多角的に原因の究明を行うこと。

（イ）再発防止

　　上記（ア）の結果に基づき，再発防止対策を樹立すること。

別紙2

基発第0212001号の2
平成14年2月12日

(別記関係団体，事業者団体の長) 殿
厚生労働省労働基準局長

過重労働による健康障害防止のための総合対策について

　労働基準行政の運営につきましては，日頃から格別の御協力を賜り厚く御礼申し上げます。
　さて，この度，平成13年12月12日付け基発第1063号「脳血管疾患及び虚血性心疾患等（負傷に起因するものを除く。）の認定基準について」により，脳・心臓疾患の労災認定基準を改正し，疲労の蓄積をもたらす長期間の過重業務も，業務による明らかな過重負荷として新たに考慮することとしたところです。業務による脳・心臓疾患の発症の防止のためには，疲労回復のための十分な睡眠時間又は休息時間が確保できないような過重労働を排除するとともに，疲労が蓄積するおそれのある場合の健康管理対策の強化，過重労働による業務上災害が発生した場合の再発防止措置の徹底が必要であります。
　このため，従来からの労働者の健康確保のための措置に加えて，過重労働による健康障害防止のための総合対策を別紙のとおり定めたところです。
　つきましては，貴団体におかれましても，本総合対策の趣旨を御理解いただき，会員その他関係事業場に対し，本総合対策の周知とともに，本総合対策のうち事業者が講ずべき措置の実施の指導につき特段の御配慮を賜りますようお願いいたします。

文 献

1) 川上憲人, 栗原壮一郎：働く人の心の健康づくり―指針と解説―：中央労働災害防止協会, 平成13年3月30日.
2) 橋本修二, 川上憲人：職業性ストレスの経済評価. 加藤正明（班長）：平成8年度労働省「作業関連疾患の予防に関する研究」報告書1997, pp.62-66.
3) 川上憲人, 原谷隆史：職業性ストレスの健康影響. 産業医学ジャーナル22 (5)：51-55,1999.
4) 小林章雄, 堀 礼子, 竹内清美.：職業性ストレスの健康影響に関する総合的結論. 労働省平成11年度「作業関連疾患の予防に関する研究」報告書2000, pp.55-62.
5) 小林章雄, 川上憲人, 橋本修二, 他.：職業性ストレスの健康影響.：コホート研究最終年度解析結果―職業性ストレスと疾病休業：コホート内患者対照研究. 労働省 平成11年度「作業関連疾患の予防に関する研究」報告書2000, pp.48-50.
6) 須藤美智子, 他.：ストレスマネージメントの一環としての運動指導. 労働省 平成11年度「作業関連疾患の予防に関する研究」報告書2000, pp.240-248.
7) 川上憲人, 他.：「仕事のストレス判定図」の完成と現場での活用に関する研究. 労働省 平成11年度「作業関連疾患の予防に関する研究」報告書2000, pp.12-39.
8) 下光輝一, 他：主に個人評価を目的とした職業性ストレス簡易調査票の完成. 労働省 平成11年度「作業関連疾患の予防に関する研究」報告書2000, pp.126-164.
9) 川上憲人, 相澤好治, 渡辺直登, 他：事業所におけるストレス対策の進め方. 労働省 平成11年度「作業関連疾患の予防に関する研究」報告書2000, pp.63-83
10) 廣 尚典, 他：ストレス対策における管理者教育. 労働省 平成11年度「作業関連疾患の予防に関する研究」報告書2000, pp.255-271
11) 厚生省大臣官房統計情報部（編）：平成10年国民健康基礎調査. 厚生統計協会, 2000.
12) 厚生省大臣官房統計情報部（編）：平成8年患者調査. 厚生統計協会, 1999,

pp.912-917.
13) 警察庁：平成11年版警察白書．警察庁，1999．
14) 労働大臣官房政策調査部（昭和57年は労働大臣官房統計情報部）：労働者健康状況調査報告．昭和57年〜平成9年．
15) 脳・心臓疾患の認定基準に関する専門検討会報告書．脳・心臓疾患の認定基準に関する専門検討会（座長：和田 攻）．平成13年11月16日
16) 夏目 誠，村田 弘：ライフイベント法とストレス度測定．Bull Inst Public Health,42：pp402-412，1993．
17) Holmes,T.H. & Rahe,R.H.：The social readjustment rating scale. J Psychosom Res, 11：pp213-218，1967．
18) 永田頌史：これからの心療内科と社会的展開．産業保健において．心身医療 1997；19（1）：33-38．
19) 山田誠二，山田裕一：仕事と職場のストレス．第10回産業保健としてのストレス対策．産業衛生学会誌43巻，A7-A8，2001．
20) 筒井末春：ストレスと健康．職場のメンタルヘルス・ケア：p25，表2-5，表2-6，南山堂．1997．
21) 坪井康次：ストレス・コーピング．職場のメンタルヘルス・ケア：p285-318，南山堂.1997．
22) Meichenbaum D.：ストレス免疫訓練－認知的行動療法の手引き－（上里一郎監訳），岩崎学術出版社，1989．
23) Lazarusu R.S.：ストレスとコーピング（林俊一郎編訳）．星和書店，1990．
24) 笠原 嘉，近藤三男：心身症と身体表現性障害．心身医学，27：2，医学書院，1987．
25) 中川哲也：臨床家のための心身医学．Medical Practice. 5：8,pp1320-1338, 1988．
26) 吾郷晋浩：心身症の見分けかた．Medical Practice. 5：8,pp1349-1353, 1988．
27) 逢坂文夫：住居環境とストレス．職場のメンタルヘルス・ケア：p28-37，南山堂.1997．
28) 佐々木雄二：自律訓練法の実際．創元社，東京，1976．
29) 坪井康次：バイオフィードバック療法（河野友信ら編，心理療法と心身医学的療法）.朝倉書店，東京，1990．

30) 坪井康次：ストレス性疾患にどう対処するか．心身医学的対処法．Mebio 11：(8) 1994.
31) 佐藤昭夫，朝長正徳編：ストレスの仕組みと積極的対応．藤田企画出版，弘前，1991.
32) Sutherlamd S.J. & Cooper C.L.：Sources of work stress in occupational stress. (Issues and Development in Research. Murrell et al eds.) pp3-40,Taylor & Francies 1988.
33) 精神医学 三浦貞則 編 日本医事新報社 1991
34) 日本心神医学会：心身医学の新しい診療指針『心身医学』．医学書院（1991）
35) American Psychiatric Association／高橋三郎，大野裕，染矢俊幸（訳）：DSM-Ⅳ．精神疾患の分類と診断の手引き．医学書院，1995.
36) 大谷 純：プライマリケアと心身医療（筒井末春監修）．新興医学出版社，2002.
37) 小林章雄：仕事と職場のストレス．第5回 職業（仕事）とストレス．産業衛生学会誌41巻，A73-A74, 1999.
38) 笹澤吉明：仕事と職場のストレス．第9回 職業（仕事），職場ストレスに対処する．産業衛生学会誌 43巻，A4-A6, 2001.
39) 堀江正知：話題．裁量労働制における労働時間管理と産業医の役割．産業衛生学会誌 41巻，A7, 1999.
40) Hurrel,J.J.Jr. & McLaney,M.A.：Exposure to job stress：a new psychometoric instrument. Scand J Work Environ Health, 14（Suppl.1）：pp27-28（1988）
41) Sokejima S, Kagamimori S. Working hours as a risk factor for acute myocardial infarction in Japan：case-control study. BMJ 1998; 19; 317（7161）：pp775-780.
42) Uehata, T. Long Working Hours and Occupational Stress-Related Cardiovascular Attacks Among Middle-Ages Workers in Japan. J. Hum Ergol 1991：20：pp147-153.
43) Kobayashi F. Japanese perspective of future worklife. Scan J Work Environ Health 23 suppl. 1997, 4：pp66-72.
44) Kageyama T, Nishikido N, Kobayashi T, et al. Commuting, overtime, and cardiac autonomic activity in Tokyo. Lancet. 1997 Aug 30; 350（9078）：639.
45) 藤井久和．職場と精神障害．現代労働衛生ハンドブック．労働科学研究所：川崎

1988, pp.1285-1287.
46) 渡辺直登, 荒井　稔, 夏目　誠：メンタリングの精神健康, 組織活力に及ぼす影響. 労働省「作業関連疾患の予防に関する研究」平成9年度報告書, 1997.
47) 世界保健機構（編）, 中根允文, 吉武和康, 園田裕香（訳）. プライマリケアにおける精神疾患の診断と診療指針. ライフサイエンス出版, 1998.
48) 労働省平成11年度「作業関連疾患の予防に関する研究」
労働の場におけるストレス及びその健康影響に関する研究報告書
Ⅵ. 成果物
「健康影響評価」研究グループ・・・・・・・・・・・・・・・・・・・・・・・・・・・・・ 341
「ストレス測定」研究グループ・・・・・・・・・・・・・・・・・・・・・・・・・・・・・ 357
「ストレス対策」研究グループ・・・・・・・・・・・・・・・・・・・・・・・・・・・・・ 369
「産業メンタルヘルスシステム」研究グループ・・・・・・・・・・・・・・・ 391
労働省平成11年度「作業関連疾患の予防に関する研究」報告書2000
49) 直木公彦：白隠禅師, 健康法と逸話. 日本教文社

索　引

〔A〕

アロマテラピー　144
安全衛生配慮義務　77
A型行動パターン　11
acute reaction to stress　42
adjustment reaction　43
Alexithymia　19
alopecia areata　25
angina pectoris　28
anxiety neurosis　33

〔B〕

バイオフィードバック法　141
ベンソンの弛緩反応法　140
防衛機制　116
Beck　118

〔C〕

中央労働災害防止協会　73
長時間労働　53
chronic rheumatoid arthritis　26
chronic urticaria　25

〔D〕

努力―報酬不均衡モデル　8
同質の原理　144
depersonalisation neurosis　40
depression　44
depressive neurosis　41
depressive state　44
diabetes mellitus　31

〔E〕

衛生管理者　70, 165
栄養　137
円形脱毛症 alopecia areata　25
eラーニング　107
e診断＠心の健康　94, 110
eating disorder　30
essential hypertention　27

〔F〕

不安発作　33
不安神経症 anxiety neurosls　33
復職支援　77
不眠症　131

〔G〕

ガンザー症候群 Ganser's syndrome　38
月経異常　30
業務上外の判断　149
Ganser's syndrome　38
gastro-duodenal ulcer　29
generalized anxiety disorder　34

〔H〕

ヒステリー hysteria　37
悲哀の反応　121
皮膚掻痒症 pruritus cutaneus　25
広場恐怖　34
変則勤務　131
保健師　70
本態性高血圧症 essential hypertention　27
heart neurosis　28
hypchondriasis　36
hyperthyroidisum　32
hysteria　37
hyperventilation syndrome　27

〔I〕

胃・十二指腸潰瘍 gastro-duodenal ulcer　29
ICD-10　15

irritable bladder　31
irritable bowel syndrome　29

〔J〕

ジェイコブソンの漸進的弛緩法　140
女性労働者　79

〔K〕

コントロールモデル　7
コーピング　111
コーピング行動　122
過敏性膀胱 irritable bladder　31
過敏性腸症候群 irritable bowel syndrome　29
潰瘍性大腸炎 ulcerative colitis　30
過負荷の原則　125
過重労働　167
過換気症候群　27
過呼吸症候群 hyperventilation syndrome　27
患者評グリッド　23
気管支喘息 bronchial asthma　26
筋緊張性頭痛 tension headache　26
筋弛緩法　140
教育ツール　107
休養指針　133
恐怖症 phobia　35
恐怖性障害　35

強迫観念　36
強迫行為　36
強迫神経症 obsessive-compulsive
　　neurosis　36
狭心症 angina pectorls　28
急性ストレス反応 acute reaction to
　　stress　42
行動化　116
行動療法　140
心と健康づくり専門スタッフ　165
個体側要因の評価方法　149
甲状腺機能亢進症 hyperthyroidisum
　　32
交替勤務　131

〔L〕

Lazarus　112

〔M〕

もうろう状態　112
メンタリング　59,64,83
慢性蕁麻疹 chronic urticaria　25
慢性関節リウマチ chronic rheuma-
　　toid arthritis　26
無断欠勤　49
瞑想法　143
燃えつき症候群　48

〔N〕

軟蘇の法　143
認知のあり方　118
nervous pollakisuria　31
neurasthenia　39

〔O〕

音楽の効果　144
obsessive-compulsive neurosis　36

〔P〕

パニック発作　34
パニック障害　35
プライバシー　60,74
panic disorder　34
phobia　35
phobic disorder　35
pruritus cutaneus　25

〔R〕

ライフイベント　12
ライフサイクル　11
ライフによるケア　63
リラクセーション技法　139
リスナー教育　66
リスナーマインド　66
リストラ　82

ルーの法則　*125*
離人神経症 depersonalisation neurosis　*40*
労災病院勤労者メンタルヘルスセンター　*73*
労災請求　*51*

〔S〕

ストレス反応　*2*
ストレス関連健康障害　*15*
ストレス・コーピング　*111*
ストレスマネジメント　*123*
ストレス免疫訓練　*113*
ストレス要因　*8*
ストレッサー　*8*
セルフチェック　*87*
セルフケア　*62*
産業医　*70*
仕事のストレス判定図　*91*
仕事の要求度―コントロール―社会支援モデル　*7,8,64*
心気症 hypochondriasis　*36*
神経症　*21,32*
神経衰弱 neurasthenia　*39*
神経性頻尿 nervous pollakisuria　*31*
心理的負荷の評価　*147,150*
心身症　*19*
身体表現障害　*36*
深夜業　*172*

心臓神経症 heart neurosis　*28*
守秘義務　*75*
出社拒否　*49*
職業性ストレス簡易調査票　*84*
職業ストレスモデル　*5*
職場復帰　*77*
職場不適応　*49*
食行動の異常　*30*
食生活　*137*
食事　*137*
書痙 writer's cramp　*26*
失感情症　*19*
睡眠時間　*128,132*
睡眠障害　*47*
性差　*79*
摂食障害 eating disorder　*30*
生活変化単位値　*12*
相談体制　*58*
36協定　*168*
Schultz　*139*
Small Office Home Office（SOHO）　*79*
somatoform disorder　*36*

〔T〕

対象喪失　*121*
担当主治医　*75*
地域保健機関　*166*
地域産業保健センター　*73*
通勤時間　*129*

適応反応 adjustment reaction　43
都道府県産業保健推進センター　73
糖尿病 diabetes mellitus　31

〔U〕

うつ病 depression　44
うつ状態 depressive state　44
運動指導　123
ulcerative colitis　30

〔W〕

writer's cramp　26

〔Y〕

ヨーガ yoga　143
夜勤　131

抑うつ神経症 depressive neurosis　41
予期不安　33
yoga　143

〔Z〕

残業時間　54
自動思考　118
時間外労働　168
自律訓練法　139
自殺　149
自殺念慮　47
自殺者　51
事業場外医療機関　75
事業場外資源　72, 166
事業場内産業保健スタッフ　68, 165
人事労務管理スタッフ　71
禅僧白隠　143

© 2002　　　　　　　　　　　　　　　第 1 版発行　2002 年 9 月 15 日

**職場における
メンタルヘルスと心身医療**

定価（本体 3,800 円+税）

監修	筒井	末春
著著	髙田	裕志

検印省略

発行者　　　　服部秀大
発行所　　株式会社 新興医学出版社
〒113-0033　東京都文京区本郷 6 丁目 26 番 8 号
　　電話　03(3816)2853　　FAX　03(3816)2895

印刷　株式会社 藤美社　　ISBN4-88002-454-6　　郵便振替　00120-8-191625

- 本書の複製権・翻訳権・譲渡権・公衆送信権（送信可能化権を含む）は株式会社新興医学出版社が所有します。
- JCLS ⟨(株)日本著作出版権管理システム委託出版物⟩
  本書の無断複写は著作権法上での例外を除き禁じられています。複写される場合は，その都度事前に(株)日本著作出版権管理システム（電話 03-3817-5670，FAX 03-3815-8199）の許諾を得てください。